岩波現代文庫

学術 52

中井久夫

治療文化論

精神医学的再構築の試み

岩波書店

卜部三郎氏とその夫人真希子さんにささげる

目　次

治療文化論

——精神医学的再構築の試み

すべては感性の論理に従って整合する

——T・S・エリオット

一　文化精神医学をめぐる考察
——文化精神医学と文化精神医学者——

一九〇三年に発表されたエーミール・クレペリーンのジャワにおける仕事に始まる文化精神医学の百年にちかい歴史は、自らが内包する矛盾に引き裂かれつつ前進した歴史である。いいかえれば、その原動力は、異国的なものを求めての遠心的な力と統一的・体系的なものを求めての求心的な力の相克である。ただ、精神医学には、大航海時代にはじまる地理学的あるいは動植物学的発見と異なり、異界的《エキゾチック》なるものへの遠心力だけしかないという時代はめだたない。クレペリーンがすでに厳格な体系を求める人であった。

　これは新しく生まれて間もないアカデミックな精神医学が、ヨーロッパにおいて普遍的体系を建設した当の建設者すなわちクレペリーンを代表として南海の地に派遣し、そのまなざしのエキュメニカルな妥当性を問おうとした行為であった。それはまた科学で「歯まで武装する(armée jusqu'aux dents)」ことによって先進国に追いつこうとするドイツ帝国一九世紀後半の医学の一分枝の第一人者として、自らの使命を意識した行動であったかもしれない。初め、ビスマルクの外交手腕により、後にヴィルヘルム二世の砲艦外交によって、おくればせに熱帯地域に植民地を獲得したドイツ第二帝国はことのほか熱帯医学に力を入れた。あたかも宜《よ》し、ドイツ医学を一気に第一級の近代医学としたのはドイツ細菌学者の創見と勉励であり、細菌学者にとって熱帯はむろん好個の活躍舞台である。ハンブルクの壮大な熱帯医学研究所は、今なおその分野のメッカであって、アフリカに病んだわが邦人はそこに送られることを熱望する。なるほど第一次大戦によってドイツは海外植民地をすべて失った。しかし果してすべてを失ったのか。この時代にはじまるドイツ医師・技術者の活動はナチス時代にひきつがれて、南米をナチス残党の避難港とした。今日の東南アジアにおけるドイツ人医師・技術者も勤勉と確実性で知られる。

文化人類学が植民主義との関係を二〇世紀後半においてみずから問い直さなければならなかったのには、それだけの事情があるわけである。文化精神医学も文化人類学と同じ、この負《ふ》の刻印を帯びている。

文化精神医学は、二重三重の「使命」を帯びて出発したといえよう。一つは、西欧精神医学の普遍性の再確認であり、第二に「西欧的自我」なき民における現象形態の発見である。また後者を包摂することによって前者をより包括的でいっそう堅固な体系に補強しようという野望である。この時期は芸術家によるアフリカ、東南アジア、インドの芸術の発見と同時期である。この時期をすぎること二、三十年後まで、分裂病者と子供と未開人の思考は実に同一の類として共通項でくくられたのである。主唱者のレヴィ＝ブリュール自身が自己の著作を否定しても、この「信念」は残り、独り歩きして二〇世紀の精神医学をいささか浅薄な色に彩ることになる。たとえば、その一変形である「フォン・ドマールスの原理」である。これは、少し乱暴に言ってしまえば「述語が同じ命題文の主語に立つものは同じである」という誤謬であり、右の三者が犯すものとされる。もっともであるが、「フォン・ドマールス」の誤謬は、いわゆる正常人の会話、あるいは新聞・雑誌・テレビ討論会のたぐいの至る所にこれを発見することができる。ほとんどこの名のみによって知られる狷介な貴族ひとりだけは、決してこの誤りを犯さなかったということはありうるが……。

いずれにせよ、この発想からは全くは自由でない文脈において、細菌学的医学における風土病に比較されるべき、「理性によって啓蒙された」ヨーロッパ世界には存在しない「精神医学の風土病」である「文化依存症候群」にたいする探究が開始された。

もっとも、文化精神医学を、単に一九世紀後半の欧米による世界分割の一翼を担うものとして理解し去るとすれば、それは、やや単純にすぎる。

私の知る限り、文化精神医学者には、おおよそ七つのタイプがあるように思われる。

第一はもっとも古く出現しもっとも持続的に仕事をしつづけた聖職者たち、すなわち神父、宣教師、医療伝道師である。そのなかにはラフィトー神父のように今日まで引用されつづけるレポートを残した人もいる。ただ、イエズス会の神父たちの多くのごとくローマへの報告書を記すことに重点がある「求心的な」人たちと、端的にキリストの教えを広めようと現地におもむいた「地の塩」たちのあいだには、その書くものに若干のニュアンスの違いがあるかもしれない。彼らの大部分、特に後者は、自覚的には決して文化人類学者ではなく、ましてや文化精神医学者ではなかったが、勇気の点で後者に勝ること数等であって、ほとんど常にアカデミックな文化精神医学に先行し、その露払いを務め、しばしば一身を文字通り犠牲にしたのである。卑近な例としてチベットを挙げよう。一七世紀ポルトガル人神父をさきがけとする、伝道のためのチベット理解の歴史は、西洋人の立場に立てばただ惨烈である(文字化されたチベット研究は一八世紀後半であるにしても)。彼らに先んじて未研究の社会に分け入った文化人類学者、文化精神医学者は、あったとしてもごく少ない。なるほど一九世紀あるいはそれ以前には文化人類学、文化精神医学自体が存在しなかったという反論がいちおう成立するが、二〇世紀においても学者が前人未踏と観念する地に踏み入る時に宗教者の足跡を発見して愕くことは、西ネパールに入った人たちと河口慧海の場合に限らない(すでに日本アルプスのある高峰に初登頂したアルピニストは山頂の錆びた錫杖に気づいている)。その結果、二〇世紀後半の文化精神医学は、「文化変容」すなわち西欧化の影響を全く受けていない社会の精神医学的状況をついに永久にみることができなくなった。欧米資本主義ほど「悪性の」強制加入力を持つ人間的事象は他にほとんど類をみないことである(一九八九―九〇年にはついにこの力の場の中に〃社会主義〃諸国がよろめきつつ引き入れられた)。他方、二〇世紀になると法王庁公認の僧服を着た文化人類学者が出現したが、テイヤール・ドゥ・シャルダン神父――北京原人発見参加者にして「オメガ点」の提唱者、かつ「ピルトダウン人醜聞」への関与を疑われる不思議な進化論的神学者――ほどは一般に生前も教会から疑わしい眼で見られることはない。

第二は、俗的権力となんらかの関係を持った学者である。とくに西欧でも二〇世紀前半いや後半期初期まで植民地を所有した諸国は、実際的理由にもとづいて多少とも行政親近的な学者のワンセットを用意した。その中には当然医師もあった。第二次大戦後の国際公務員として精神保健業務にあたりつつアカデミックな業績をも発表していったのは実に元軍医を含む彼らであり、事実、WHOのような機関は少なくとも一九七〇年代までは、おおむね英国官庁のシステムにしたがってイギリス、フランス両国の軍医と行政官を主体に運営されてきた。視点を遠くに置いて大観し、より間接的な関係までを視野に入れると、実に広大な裾野が見えてくる。多くの、いやほとんどの人類学研究者が母国から心理的物理的援助と便宜をあたえられていた。入国許可や国内での安全保障のための実際上の必要があったとはいえ、二〇世紀中期とくに一九五〇年代から六〇年代においてもっとも顕著となった事態である。そのためも手伝って、「アフリカ(独立)の年」といわれる一九六〇年以後とくに七〇年以後、文化人類学者あるいは文化精神医学者の現地調査は、コンゴ内乱以後急激にかつ大量に独立した〝対象国〟(あるいは擬似国 mock-states)によって忌避されるようになった。だが、全くは理不尽といえない。米国をはじめ、欧米諸大学の学者は、われわれの予想をこえて政府との距離が近い。

第三は、逆に精神的亡命者に近い医師である。けっして新しい現象ではない。キツネツキの報告者にしてみずからの地震体験にもとづくパニック反応の記載者として、第一級のフィールド文化精神医学者と呼んでよいであろう初期の東大内科教授ベルツもその一人である。岩波文庫では二巻より成る彼の日記は、第二次大戦前はその皇室記事の内実性のゆえに禁書であり、戦後になって明治政治史の一等史料となったが、記事あるいはその行間にはヴィルヘルム二世のドイツにたいする、明治日本を対照的に称揚しての厳しい批判が横溢する。ベルツの日本讃美をただそのままに受け取るのはいささか素朴であって、あれはほとんど必ず帝政ドイツに対する辛辣なトゲでもある。また、最近では戦時下の南ベトナムにおいて生命の危険にさらされつつ精神病院の建設と維持にあたって優れたレポートを記したヴルフは、西ドイツにおける反体制知識人活動家が化けたものである。ふしぎにドイツの文化精神医学者ばかりが脳裡に浮ぶが、むろんドイツに限らない。一匹狼的文化精神医学者は、無名の人をふくめると意外に多く、リュック一つをかついで行く先々の精神病院で働きつつ世界を何度も周航している人に時々出会う。これは、そもそも精神科医というものが、社会においてマージナルな存在であり、個人としても出身や経歴においてすでにマージナルな刻印を帯びてこの世に立ち現われた人が少なくないことを思えば格別の不思議ではない。一般に精神医学に関連する各学会がすでに(ただし日本で開催される場合を除くが)高名な学者の奇装が目立つ。わが国でも市井の名医でナッパ服やヒッピーまがいの服装の人を知らないではない。とくに文化精神医学を志す人にその傾向が強い。さらにヴルフのみならず、一部の精神科医はあきらかに、社会改革に挫折した人の後身である。なるほど、彼らのそのまた一部であるが、改革の対象を自己限定して精神病院改革に向かう者がある。この例は、歴史を溯ればフランス革命を準備した理論家「イデオローグ」の一員であった一八世紀のピネルに至り、下ればマッカーシズムの閉塞的状況に絶望して大西洋岸の高級リゾート地ウッズホールに患者と共同生活をこころみた一九五〇年代のハーバード大学学生となり、その間ほとんど切れ目なく、系譜をたどることができる。しかし、別の一部はたしかにいったん非西欧世界へと出て〝顔を洗い直そう〟とした。三月革命を準備したグループの一人、偉大な臨床家、スコットランド道徳療法の信奉者グリージンガーはこの革命のドイツにおける挫折ののち、エジプトに「エジプトのベルツ」として一〇年を過ごした。帰国してまさに精神病院改革に着手する直前に惜しくも虫垂炎にたおれた。彼の名が「精神病とは脳病である」との一句でのみ知られているのは不幸であって、シュレンクによればグリージンガーの死によってドイツの精神病院は一世紀以上不変であり停滞のままであったという。(もっとも第一次大戦直前、一部の精神病院が非常な活気を帯びていたというアメリカ視察団の証言もある。作業療法の源流ヘルマン・ジーモンが「賦活療法」を行っていた時期に当る。ジーモンの天才は「きみは花作りがいい」「あなたは畑仕事だ」と即座に適性を看て取るところにあった。作業療法の源流は「個別処遇」であった。)ちなみに、わが国の一九六〇年代以後の精神医療も改革青年たちのその後をみれば、同じく国内改革派・海外雄飛派の二つのタイプが共に見られないわけではない。

エジプトは、文盲だが敏捷な総督ムハンマド・アリの手によって非西欧国として世界最初の近代化を行った国である。ただ宗主国であるオスマン・トルコからの離脱を怠ったために〝トルコのベトナム戦争〟であるギリシャ独立戦争においてむざむざ走狗の役を買い、近代海軍をナヴァリノ湾に英仏露連合艦隊によって失い(一八二七年十月二十日)、またクレタ島に代理出兵(一八六六―六七年)して近代陸軍をも消尽した。近代化をフランスに依存して行ったのも不幸であった。現在のナイル・デルタの景観すなわちよく灌漑された広大な綿花あるいは玉葱畑はこの時に作られたものである。スエズ運河建設にフランスの片棒をかつぐが、契約の不備を楯にとるフランスによって〝ただ働き〟をさせられた挙句に債務国に転落する。フランスに拠ったために英国に敵視され、エジプト使臣は行く先々を先回りする英国外交官に「トルコの属領であって独立国に非ず」と告げられていたために、正式の特命全権大使の扱いを受けず孤立する。「気がつくと英国の半植民地になっていた」という感じであったろう。「エジプトの北一輝」ジャマル・ウッディン・アル・アフガニに鼓舞されたアハメッド・アラービーらの憂国将校団が蹶起し、わが二・二六事件と異なり国防相に意中の人物を据えることに成功するが、途中の経過をとばせば一八八二年七月十一日、サー・ビーチャム・シーモアの率いる英国艦隊は、アレクサンドリアを砲撃後この港に上陸。九月十五日首都カイロ陥落。後は急坂を転がる石のごとき事態となった。

後発国日本の近代化が、クリミア戦争、インド兵大反乱、南北戦争に西方世界が忙殺され、英国議会にインド放棄論が出るさなかに行われたことは、何たる幸運であろうか。しかし、西郷らの「志士」たちが鼓吹してまわったのは、御家流の文字さえこなすアーネスト・サトウの組み上げたことが判明している『英国策論』であった。もっとも彼らは英国の走狗ではない。サトウの日記に一箇所、西郷がサトウをワナにはめるところがあるが、彼らは「のせられたとみせてのせた」つもりであり、英国は英国なりの目的を果した。ついでに言えば、強大な藩の支配権を奪取し、その力を背景にした〝志士〟たちのみが明治維新を遂行しえたのであって、〝草莽の志士〟は非命に倒れなければ維新後「神祇官」などに投げ入れられて「無力化」されている。真の革新は廃藩置県であって、この時の島津久光の赫怒は世に名高い。

第四のグループは、第二次世界大戦後独立した、いわゆる第三世界の諸国出身の文化精神医学者である。一部の令名はつとに一九五〇年代において高かった。彼らの試みのいくつかはすでに伝説的なものになっている。しかし、彼らの偉大なる者の多く、たとえばナイジェリアのランボ(スイスに亡命)、スーダンのキガニ(故人となった)らは、スカルノ、エンクルマ、ジョモ・ケニヤッタ、ジャワハルラル・ネルーら第一世代のカリスマ的指導者と世代を同じくし、指導者たちよりははるかに恵まれた余生を送りながら、より醒めた世代に道を譲りつつあるようである。彼らの大部分は、その地の上流階級の出身であって、欧米とくにイギリス、それもスコットランドで医学教育をうけた者が多かった。

私は思い出す。一九八一年マニラ。WFMH(世界精神保健連盟)総会における一ナイジェリア精神科医の雄姿を。痩軀長身の青年助教授の彼は淡青灰色の一枚布を身にまとい、私には分らない部族の高貴な地位を表わすのであろう、GIキャップに似たサメの歯模様の帽子をかぶり、特別講演においてプラトンより説き起こし、レセプションのダンスパーティにおいては、いくぶん太めのスコットランド人である夫人を相手に「蝶のごとく舞った」。

おそらく第五のグループがあるのであろう。自国の文化にたいする文化精神医学的切り込みを自国での臨床体験にもとづいて行う人たちであって、欧米に留学しても、現地での過し方と留学ということの意味合いとが第四のグループと違っている人である。一例をあげれば土居健郎であろうか。この人たちと、たとえば社会学者コーディルのように、他文化に恐ろしく深く関与しえたすぐれた外来者とが、おそらく現在の文化精神医学のもっとも優れた部分を代表するだろう。しかし、後者の例はけっして多くない。最近までパプア・ニューギニア唯一の精神科医であった『石器時代の危機』の著者バートン＝ブラッドレーをあげるにとどめようか。レヴィ＝ストロースが文化人類学の存在理由にふれて述べたごとく、行きづまった近代文明の更新の契機を非近代社会に学ぼうとする動きは、なお、文化精神医学においては明瞭でなく、私の知る限り、これを明言している人はスイス系カナダ人学者アンリ・F・エランベルジェ(エレンベルガー)のみである。

「エレンベルガー」という呼称は、彼が発音を表記する日本語の特性を生かして祖先の姓を後世に残したもので、邦訳『無意識の発見』(木村敏・中井久夫監訳、一九八〇—八一年、弘文堂)にのみ存在する。このことは他はロシア語、中国語訳においてありうるが、未だ訳そのものが存在しない(一九八一年現在)。彼は一九七九年十月の静岡県裾野市におけるワークショップ「精神医学——その東西比較」の際に私を朝食のテーブルに招き、ありうる日本字表記を尽くすことを求め、ひとつひとつ発音させて「エレンベルガー」を選んだ。米国の「エレンバーガー」「エレンバージャー」は斥けたい由。「スイスでは由緒ある名だ」と語った。「エレ」とは古い長さの単位で五〇〜八〇センチであり、「ベルク」は山であるから、「三尺山」という感覚か。なおフランス語童話作家としての彼のペンネームは Fred Elmont である。その『色々頭巾ちゃん』は日本の大学教養部用の教科書版がある。

彼は、精神療法の未来を世界各地の(すでにほろんだものも含めて)ネイティヴな精神療法に求めるべきことを高唱している。もっとも第一級の精神科医ジャネ、ベーネディクト、ユング、そしてフロイトさえもがヨーロッパ国内の非正統的医学、呪術、降神術などに関心を示してきたことを考え合わせるならば、問題は早くから表皮一枚下まで成熟していたのかも知れない。個人的経験を語ることをゆるされれば、私たち神戸大学精神科の医師三名がインドネシア国内学会に招待された時、私と同じ大学の若い同僚の率直な感想は「ここに学ぶべきものは多くあっても、われわれの教えるべきものはほとんどない」「精神医学先進国インドネシア」であった。中国に赴けばおもむきをさらに深くするかもしれない。しかし、では、インドネシアの文化の治療的英知をわが国に適用すれば？　それはむろん不可能である。おそらくここに治療文化論がはじまるのであろうが、それはしばらく待って、一九六〇年代以後にはほとんど予想されなかった新しい問題に対応する新しいグループに触れておきたい。

第六のグループは、世界的な人間の移動、あるいは少数人種の権利承認に伴って緊急の問題とともに出現した。いわゆる先進国は、複合民族国家であるか、移民あるいは難民として多くの全く文化的装備を異にする人種の流入を迎えつつある国家か、いずれかである。もっとも第五のグループが直面した問題といささか異なって、自国の中に異文化が、いわば自国の中に他境が発生した、あるいは発生しているのを意識させられたのである。ことにベトナム戦争後の米国は、東南アジアからの難民大量受け入れによって自国内の諸文化集団の理解を加速せざるを得なかった。のみならず、一九六〇年代のヒッピー、フラワー・チルドレンの世代、一九七〇年のベトナム反戦、フェミニズムの世代など、自国内に新しく発生した異文化集団の理解に迫られ、さらにベトナム・ベテラン(帰還兵)の深刻きわまる精神医学的問題に対処せざるを得なくなっている。アメリカは、ソ連、インドをはじめとする複合民族国家における伝統的民族間の対立には決して悩まなくてすみ、国家間の民族的対立にも免疫であるという意味で、ポスト民族国家であり、その固有の問題はユニークであるとともに今後の世界(文化)精神医学の諸問題を先取りしている面があるといえよう。

帝政ロシアがもっとも早く少数民族研究に着手したことを指摘しておきたい。それが少数民族政策に利用されたことはいうまでもないが、現代が異民族の地を征服する時代から異民族を内に抱え込む時代に変化しているとすれば、近代においてすでにそうであった帝政ロシアあるいはオーストリア＝ハンガリーの文化が再び評価されるのは当然であって、わが国が単一民族国家という、まったくの神話のかげに隠れて、多人数の国内少数民族が抱える精神医学的問題にほとんどふれるところがないのは、やはりなげかわしいことである。一例をあげれば、在日韓国(朝鮮)人の治療体験を、明確な自覚的意識のもとに書いたわが国精神医学者の論文は、私の知る限りただの一つに過ぎない(この点については一九九〇年の現在もほとんど付記するべきものがないのは残念である)。

帝政ロシアの民族学については、第七として別に挙げるべきことが非命に倒れた彼らに対するせめてもの花束であるかもしれない。フィンランドにウノ・ハルヴァというアルタイ民俗学者で邦訳を『シャマニズム』(三省堂、一九七一年)という〝シベリアの金枝篇〟を書いた学者がいる。この本はミルチャ・エリアーデの大著『シャーマニズム』の種本の観を呈するほどのものであるが、引用された一次資料の厖大な文献の大部分は、ロシア知識人流刑囚の書いたものである。多くはウラル以西に帰ることをついに許されなかった、今は無名の彼らの、それは永遠に残る墓碑である。

難民や強制連行された民族集団の中から彼ら自身のはらわたをつかみ出すようにして記

す文化精神医学者が現われてきた。彗星のごとく二〇世紀中期を横切って去ったフランツ・ファノンは、その先駆けである。

現在、彼らの大部分は、伝統的欧米論文の「満足の基準」canon of satisfaction（T. S. Eliot）に従順に従っているけれども、徐々に、クレペリーンにはじまった文化精神医学における「オリエンタリズム」をほりくずしており、やがては内なる「オクシデンタリズム」とでもいうべきものをいずれかの方向に克服するかと思われる。

この際に、職業的精神科医の〃研究文化〃が精神科医・非精神科医の双方にはめているタガについて一言したい。

文化精神医学の論文は、医学論文ひろくは科学論文としての作法にしたがって執筆される。そのように執筆されたものでないと、編集委員会において、もし委員たちが〃開かれた〃マインドの持ち主ならば「発想はよいのだけれど」、そうでなければ「論文の態をなさず！」の付箋とともに返却される強い傾向がある。このための研究者の自己規制は、公衆の理解をほとんど超えるものである。民間学者の研究が微笑（あるいは冷笑）とともに無視されるのはこのためである。研究者の最初の五年のトレーニングの中にこの作法を身につけ、このタガをみずからにはめるためにカリキュラムがあり、相当の時間と精力をついやして遂行される。これが身についてはじめて研究者という自己規定が自他に承認されるからである。

この〝研究文化〟が自己認識に達しえないのは、そこのルールに従い、そこの「満足の基準」を満たすことを念頭に置いてはたらくのが研究者であることが、研究者自体のみならず、その家族、親族、友人、地域社会、公衆、ジャーナリズムによって支持されているからでもある。「学者は(社会の)まなざしによってつくられる」面もある。反骨の民間学者の著述もしばしば卑屈な(あるいは然るべき)この〝研究文化〟への追従(あるいは敬意)に満ちている。

注意すべきは、現在、文化精神医学をふくめて、医学ひいては科学の論文が、その掲載する、ほとんどは欧米の雑誌編集委員によって審査されるということである。日本において欧米の書のみを「原書」と称する慣習こそ弱まったが、「国際雑誌」なる語があり、「これに載った」とは、必ず欧米の〝一流学術雑誌〟に掲載されたことなのである。

日本人あるいは在日外国人(まだ数は多くないがすぐれた人たちがいる)による優れた論文の産出量は、年々急速に増大している。たとえば一九八八、八九、九〇年における「引用指数」citation index の三年連続世界一位は、神戸大学医学部第二生化学教室の西塚泰美教授である。このことはすばらしいことではあるが、冷厳な事実は、一九九〇年現在なお、日本文化圏より産出される論文は、いわば秀才の生徒が教師に提出する形で、欧米の、しばしば二流学者である編集委員に採点されるのである。

「引用指数」とは、各々の文献に、その掲載雑誌に応じた係数を乗じたものである。たとえば一九八九年現在、ボストンを中心とする三大病院複合によって編集されている『ニュー・イングランド・ジャーナル・オヴ・メディシン』誌は最高の「二〇」を割り当てられ、英国の伝統ある『ネイチャー』が(医学界においては)わずかにおくれ、同じく英国の伝統誌『ランセット』が「一七」であったと記憶する。わが国の雑誌で「国際雑誌」を称する英文誌も含め、「一」があるかなきか、多くはコンマ以下である。『ニュー・イングランド……』誌掲載の一論文は、実に日本国内専門誌掲載論文の数十、時には二〇〇にまさるのである。

それにはそれだけの理由がある。わが国の学術雑誌で少なくとも私の領域に関する限り、論文の採否決定と修正改善助言にかかわるレフェリー(論文審査委員)のシステムはきわめて未熟である。コンピュータ化以前の一九六〇年代前半、欧米の主な雑誌の編集事務局はパンチカード・システムによって関連引用文献の全リストを投稿者に提示し、引用を勧奨し、従わざる時はその理由を明示せよ、と回答してきた。残念ながらこのシステムを完備している精神科雑誌事務局は一つもない。

しかし、欧米雑誌編集者が投稿論文をしばしば剽窃することは一九五〇年代すでに林髞(慶大生理学教授、作家「木々高太郎」)の警告するとおりであり、さもなくとも、第二級の論文を歓迎しても、第一級の論文は故意かあらずか遅延され、類似論文が先行掲載されることは、少なからぬ日本文化圏の研究者がなめた苦杯である。

私もその列の末席を汚し、以後私たちのグループ——当時私はウイルスと細胞レセプターの相互作用を解析する生物学者であったが——は、断然チェコスロバキアの雑誌を投稿先に選んだ。彼らとはきわめてよい関係を結び、当時入手困難の辞典などが送られてきた。もし、あのまま私がブラチスラヴァの研究所に赴いていたら——当時私はひとり身で血も今より熱かった——ひとりの日本人留学生が一九六八年に彼地で行方不明になったという小記事が昨年あたりどこかの新聞に載ったかも知れない。モンゴル出身者を含め多くの留学生がチェコスロヴァキア学友の側に立って銃をとったからである。

養老孟司が英語論文を断乎やめて日本語で書くことを励行し、せめて日中合同の雑誌をつくろうと念願しておられるのは、氏も苦杯を嘗めたか、嘗めた同僚知己を身近かに持つからであろう。解剖学をいみじくも生物学の一分枝として氏は捉えておられ、さらに宇宙論、認識論に迫ろうとしておられるのは周知のごとくである。しかし、レフェリー・システムが、日中両語に巧みな人によってよく作動されることが困難な前提であろう。大学院入試の語学に英・独・仏語と並んで中国語(インドネシア語、ロシア語も)の選択を認めるか否かが話題になっている医学部もないではないが。

ロシア語は不当に軽視されている。政治的圧迫下では地味な学問によい仕事が集中する。戦時下の石母田正の仕事や、L・ベックの『鉄の歴史』の出版を思いみよ。先年惜しまれて死亡した神経心理学の泰斗アレクサンドル・A・ルリヤ――わが国への翻訳も多くプリブラムの先達にして協同研究者――が、一九二七年に突然姿を消した天才的精神分析学者A・A・ルリアと同一人物であることは、ごく最近一部のアメリカ研究者が気づいて愕然とした事実である。(しかし米国のロシア文献翻訳の質は、わが国のそれに遥かに劣る。すばらしい訳文をソ連不人気のこの二十年に世に出しつづけた翻訳者と出版社に敬意を表する。ただし固有名詞表記にきわめて難がある。ロシア語への英文転記法則をすこし心得ればすむことであるのに――。)

なお、ドイツ人研究者のお国中心ぶりがひどく、ロシア語をはなから軽蔑し、オランダ語主要文献、たとえばリュムケ著作集、あるいは彼の画期的な三巻本精神医学教科書すらドイツ全大学の医学部に一冊もない(調査に協力された当時ミュラー＝ズーアのもとにいた名古屋市立大学松橋俊夫氏にここに謝意を表する)。

日本にはオランダ文献を読みこなす精神科研究者が、私の知る限りでも少なくとも半ダースはいることを記しうるのは、まことに喜びである。一九七七年のハイデルベルク大学において、フランス語文献に通じラカンを語りうるのはランゲ(一九九〇年現在、チュービンゲン大学)精神医学教授ただひとりであった。

ただし、完備した欧米の〝研究文化〟に属する「国際雑誌」編集委員でも、心ある人の憂えているのは、真のオリジナルな論文を逸することである。真の革命的な論文は、ほとんどつねに当初は体裁のととのわない、いびつな構成の奇妙な代物として、研究エスタブリッシュメントのトップを構成する彼らに映じるからである。この盲点を究極はまぬかれぬとしても、彼らがそれを意識していること自体が重要である。わが国の諸先生にこの意識があるか否か。

二 「文化依存症候群」の問題

なにごとにおいても最初には端的な「異なるもの」「われわれとは違うもの」の発見がある。

精神医学は「オレハナラナイゾ」「オレトハチガウゾ」の精神医学(オレというのは、彼らは一人のこらず男性だったからです)からはじまった。文化精神医学はとくにそうであった。このパラダイムは目下、「自分もひょっとしたらなるかもしれない」「自分がならなかったのは僥倖であろう」「人類は皆五十歩百歩だ」(サリヴァン)の精神医学と「パラダイム間の闘争」(クーン)を行いつつある。犯罪学については、「私もひょっとしたら」の犯罪学は緒についたばかりではなかろうか。少なくともある港町の若手弁護士と少数の精神科医は、その眼で犯罪、逸脱、非行を見直そうという勉強会を始めているが……。

そういうものの研究者としての文化精神医学の課題は、おそらく三つであった。歴史的にヨーロッパ精神医学を、いわば標準標本(プロトコル)とせざるをえなかったことはまあ理解できる事態ではある。まず西欧精神医学において精密に記載されている精神病あるいは神経症が、ヨーロッパ文化圏以外においても存在するのか、するとした場合、その症状、経過、転帰その他、おおよそ病いを構成するパラメーターはどうであるか。発生率はどうであるか。要するに、西欧に存在する代表的疾患は非西欧にあっては質と量とにおいてどうであるのかという問題の立て方である。これは、質の面を取りあげる精神病理学的アプローチと、量とその分布とを調査する疫学的アプローチとにわかれてゆくが、それは同時代的に精神医学の中で分化していったこの二つの学律《ディシプリン》の相違のなせるわざにすぎない。

第二が今日いうところの「文化依存症候群」(culture-bound syndromes)、すなわち特定の文化にしか存在せず当該の文化と深く結び付いているという意味での文化依存症候群の発見と記載とである。今日の代表的な文化精神医学の教科書、たとえばドイツのプファイファーのそれはこの枠組みを以て書かれている。

しかし、個別的疾患の病誌を越えて比較文化精神医学、さらには単なる比較を越えて文化精神医学の一般理論を打ちたてようとして、超文化精神医学あるいはトランス文化精神医学という概念が出現するのも、おのずからなる趨勢である。「トランス」という言葉を日本語においても訳さずに残せと主張する人には、このラテン語の原義にしたがって「……を越えてむこうがわへ(その彼方にあるものへ)」の探究を目指す人も、上(または下=根源)に向かっての「超越」を含意する人もあるとみられる。

さて、むろん個別的病誌がその陰になおざりにされていたのではない。精神医学は、内村祐之が報告し、アイヌの女性に多かった(主に蛇にたいする)驚愕《きょうがく》病の「イム」あるいは東南アジアの「ラタハ」、南米の「ススト」、おもに東南アジアの、神経衰弱に始まり錯乱し意識障害下における無差別殺人・鬱状態をへて自殺に終わる「アモック」、中国人に見られる「腎虚症候群」(精液の喪失によると観念される精神衰弱状態)、ペニスが自分の体の中に入って縮んで無くなってしまうとする「コロ」(縮陽病)、南中国の暑さの中で重ね着をして寒さに震えている「寒冷恐怖症」、そしてベルツが国際的に報告し、わが精神医学の曙に門脇真枝が精細に叙述したわが国の「キツネツキ」などによって豊かにされてきた。これらが、現在「文化依存症候群」と呼ばれているものである。近代西欧医学にはフェティシズムに近い新奇珍奇な病いへの偏愛がある。病人に「呼ばれて」医師となる人もいるが、病気に「呼ばれて」医師となる人もいるわけだ。(たとえばモンロー氏孔に名を残すモンローの猛烈な逸話がある。巨人症の男の骨格を生前からあくなき執拗さで獲得しようとし、やるものかと葬儀まで工夫する相手の棺をすりかえて、ついにものにする物語である。)これらの「文化依存症候群」の一端をヤップ(漢字で表記すれば「葉」)にしたがって表1にかかげる。

これらの「文化依存症候群」と「普遍症候群」とをどのように関係づけるかは、精神科

表1　文化依存症候群の精神病理的分類
（Yap, *Comparative Psychiatry*, 1974, p. 95 より）

非定型的・文化依存症候群	典型的・一般分布的標準病形
恐怖反応	
悪性不安（西アフリカ：ランボ報告）	急性不安とパニックとの未分化状態．忘想的観念を伴うことがある
サナトマニア〈心因死〉（ローデシア：ゲルファンド報告，オーストラリア：コート報告）	進行性の心身解体．カタストロフィー状態において恐怖による心理的外傷性ショック
ウトックス（台湾高山族：林報告）	幻覚的意識混濁で恐怖により突如発症
ラタハ反応（エスキモーのピブロコ，北海道のイム，タイのバア・チ，シベリアのミリアチット，ビルマのヨウン・ダア・テ，北米のジャンピング〔メイン州19世紀〕第二次大戦中の驚き神経症）	過度の被暗示性昂進・反響反応状態．誘因として心因性ショック（恐愕病）．おそらく別に素因あり．また誘因として疲労，中毒
ススト〈エスパラントともいう〉（アンデス高原諸民族，ズーニー族，中国広東省）	心理的外傷性驚愕動転．不安，抑鬱，心身変化
コロ〈広東省の「縮陽」〉	不安．非現実的抑鬱ならびに心理生理的変化に由来する症状を伴う離人状態
憤怒反応	
アモック（マレイ諸島，フィリピン，プエルト・リコのペラ，ナバホ・インディアンのイイチアー）	急性（精神病質性）人格反応．素因ある人に生じる病的敵意状態に起源する
未分化的混合ヒステリー	無定型なヒステリー状態．種々の意識障害・記憶欠失，運動興奮を伴うこと多し
憑依症候群（カナダ・インディアンのウィンディゴ〈リュカントロピアに近い〉，ケニヤのサカ，モーニントン諸島のアルグリ．マダガスカルのトロンバ，コマサヴ）	ヒステリー的トランス（脱魂状態）であるが主題と内容がある．儀式化されてある場合も患者の統制できない境界不鮮明な異質の“人格”となる
その特異なヒステリー，例えばタランティズム（イタリア，シチリア，サルディニア，スペイン），ビートルマニア（約20年前）	集団ヒステリーである．たとえば女学校の感情爆発

個人と集団との間には多次元的あるいはらせん運動的相互作用がある．この解析は将来必要となろうが，ここでは文化依存症候群の諸変種のアウトラインを精神症状の関連性と普遍的に発生する標準症候群との関連性によって定式的にまとめて提出しておく．これは予備的引照枠であるが，問題行動とあるパターンが，なぜ生じ維持され伝達され，あるいは逆に消失するのかを決定する．種々の個人的・文化的・社会的因子間の関係性を説明する引照枠として使えるのではなかろうか（上掲書本文より）．

医の一般的合意にはなお遠い問題のようにみえる。たとえば、一九八〇年以来わが国のみならず西欧をもさわがしている米国の診断基準DSM‐Ⅲ、あるいはWHOの診断基準ICD‐9は第三世界において不評であり、それには理由がないわけでもない。伝統的に西欧精神医学は「文化依存症候群」を心因反応――要するにヒステリーのユーフェミズムに近いことばだ――の枠内に押し込めようとしてきた。それには理由がないわけではないが、なお先進国製の診断基準が第三世界で活用できるか否かは未知数である。

しかし、「普遍症候群」とは何であろうか。ヨーロッパにおいて一九世紀末にほぼ完成したクレペリーンの精神病体系に代表される引照枠を以て、病める精神についてさえ、その西欧的現象形態を普遍的であるとするのは、ヨーロッパ的自我を普遍的自我の範例とすることと同じように、ヨーロッパ的偏向ではなかろうかとの疑問が起こる。いささか皮肉の嫌いはあるが、〝ヨーロッパの文化依存症候群〟というものを問題にしてみたい。

三　ヨーロッパの「文化依存症候群」

——一つの逆説——

ヨーロッパの文化依存症候群というものの記載はあるとしても、主に地中海地方のもの、たとえば実在性のはっきりしないことツチノコに似たタラントゥラという毒グモに刺されたと思い込むことによる舞踏性精神病タラントゥリズムである。西欧は長く、「精神の風土病」が西欧世界内に存在しうるとは、念頭にすらなかったようだ。われわれ東洋人から見れば、ヨーロッパ人はあたかも普遍症候群のみを病みうるがごとくである。

ある英国の青年医学史家は、一シンポジウムにおいて私に「日本ではキツネが人につくが、ヨーロッパではわれわれのほうがキツネを撃つ」といった(バイナム Bynum との雑談《コーズリー》。一九七九年)。なかなか良くできたジョークであり「一神教の欧米では動物憑依《ひょうい》はない」というヨーロッパ精神科医の不動の確信にもとづいている。西欧では悪魔つきがあっても動物つきはないのが定説である。彼らの「近代的自我」は動物からはるかに遠い高みにあって、キツネごときのつけ入る隙はなく、ただ悪魔のみが人を誘惑しうる。これは、彼らには自明なことのようだ。(もっともキリスト教の悪魔は人より強いようであるが、イスラームの悪魔セタンは、インドネシアの治療師によれば人より弱く、ただ生命力の衰えている時や「逢《お》う魔が刻《とき》」に人の中に忍びいる卑劣怯懦《きょうだ》な存在で、最後は人が闘いに勝つのだそうである。しばしばイスラームは、キリスト教を陰鬱な宗教としてイスラームのおおらかさに対比させること、すでに『千一夜物語』に見るごとくである。)しかし木村敏の記憶によれば一フランス精神科医は、日本のキツネツキを熱心にたずねた後に、リモージュ地方(リモージュ焼で知られるフランス東南部)では動物憑依があると告白した。また、本体が何かはともかく「狼男(リュカントロピア)」が中世に存在したことは、事実である。ヤップ(葉)はこれをカナダ・インディアンの食人精神病「ウィンディゴ」に近いものではなかったかと推定している。飢餓の時代と無関係でありえない状態であるが、ヨーロッパの中世、とくに末期は乏しき時代、流亡の時代である(その他に森の追放された人であるとか、はては魚鱗癬《ぎょりんせん》という皮膚病患者であるという説さえもあるが)。

エランベルジェ(エレンベルガー)は、一八世紀に消滅したヨーロッパの精神病として「郷愁病」、「恋愛病」をあげている。ともに心因死をとげる病いで、前者は国外に出たスイス傭兵が罹り、故国に帰還させればたちどころに治った。後者は、しばしば愛の対象を心に秘めたまま衰弱して死にいたるものである。前者は、故郷から連行された人びと、とくに南太平洋の住民をも襲った記録がのこっていたと記憶する。恋愛病の方が、おそらく、より西欧特異的なのかもしれない。愛については、ドゥニ・ドゥ・ルージュモンの『愛と西欧』以来次第に明らかにされてきたように起源はアラブであるにせよ、西欧世界は、特殊な、そして何ゆえかきわめて両義的というべき愛の観念を発展させてきた。

以上の二つは現在、アフリカやパプア・ニューギニアから報告されているタブー死とおなじ「サナトマニア」の部類に属するものであろう。しかし「郷愁病」と「恋愛病」は、病いとしての資格を西欧において失ってしまった。蛇足を付け加えると、今日の西欧精神医学における用法では、恋愛妄想ということばは「愛されている」という観念に関するもので、「愛している」という観念は精神医学の関与しないものである。「愛する」という行為は、もっとも妄想との境界が不鮮明である。あるいはないのかもしれず、この辺はまじめに考えてもはかない。

もっとも、これは異性愛に限ってのことで、西欧世界は、ごく最近まで、同性愛を「罪悪」としてきた。「自我に馴染まない」同性愛(ということは同性愛者がそれを恥じたり罪業感を持つという場合である)のみを精神医学の対象と限定したのはようやく一九七〇年代である。しかし、西欧において自分は同性愛的傾向があるのではないかとなやみ、あるいは同性愛的な含みを持つ事件との遭遇が与える、「同性愛ショック」といわれるものの衝撃力はわれわれの想像を越えている。同性愛にたいして中立的な中国文化、あるいは異性との交渉が限定されている一方で同性間の親密さの深いインドネシア文化に属する人——おそらくイスラーム圏全体に通じる——は、この状態を当然として生きているようであり、われわれよりもさらに大きく「同性愛ショック」に驚嘆するだろう。

西欧世界における同性愛ショックとは、どのようなものであろうか。鈴木純一の談話によれば、当時イギリスの精神病院勤務医だった彼が門限以後に買物をねだる一男性患者の求めに応じて、病院のある丘の上から丘の下にある店まで同行したところ、丘を下る細道の中途で患者はたちすくんでブルブル震えだした。この種のサービスを気軽にしてやる型のマイルド・パターナリズムは日本においては〃よき〃精神科医にとってのほとんど伝統というべきもので、別に治療的ではないが通常無害であり、「親切なせんせい」と評価されて、よもや医師の行為として「好ましくない」と槍玉に挙げることはない。また『岩波講座　精神の科学』8における鈴木自身による紹介のごとく、イギリスでは大分事情がちがって医師と患者の距離はわが国よりはるかに遠い(一般に人と人との距離が遠いが階級的距離がさらに加えられる)。日本での臨床の習慣が身についていたために深く考えずにしたことの意外な展開に鈴木は驚いた。患者をすぐ病院につれかえり、ふしぎに思って院長の(「治療共同体」概念の提唱で有名な)マックスウェル・ジョーンズに尋ねた。〃マックス〃はこともなげに「ああ、それはホモセクシュアル・パニックだよ」といった。なぜホモセクシュアル・パニックなのか。病院の門限が過ぎてから患者の希望を満たすために医者が同行することは、患者がその晩のうちに希望を満たす唯一の方法であるが、病院という管理社会においてこのわがままに付き合うことはなるほど日本でもかなり特別の好意ではある。しかし日本では、患者も医者も、同性愛的接近の機会になりうるとは思いもかけないことに違いない。ところが、夜道の暗さも手伝ってのことだろうが、患者は「この日本の医者の特別な行為は自分への性的好意にもとづくものにちがいない」と考えて、いったん受け入れた好意の論理的帰結についての空想が途中でだんだん肥大して空おそろしくなり、進退きわまったわけである。

鈴木は英国で六年の臨床経験があり、日本での精神病院長の経験もすでに長い。そこで、私は「日本ではどうですか」とたずねた。私のような外国で働いたことのない精神科医がこのパニックに鈍感である可能性があって、無知は臨床医として困るからである。答えは「帰国してからはそういう経験にはいちども出会わない」であった。一方、アングロサクソンの社会一般においてこそホモはタブーであるが、その精神医学はホモセクシュアル・ショック、ホモセクシュアル・パニックを非常に重視する。サリヴァンが最初に出会って症例の活写に魅せられたという米国の教科書、ケンプの『精神病理学』(一九二二年)においいて「急性同性愛パニック」に一章が割かれているが、これは何と急性分裂病状態一般のことである。「分裂病は同性愛的な含みの衝撃的事件を引金として起こる」ということが、定式として通用するくらい多かったのであろう。米国留学より帰った友人精神科医は、これを公式として叩きこまれていた。パラノイアと潜在的同性愛との因果関連説は、フロイトの有名な「シュレーバー症例解釈」に発する精神分析的公式であるが、これがあまりにも機械的に適用されていたのが最近までのアメリカ精神医学の一般的傾向であった。サリヴァンの著書にはこれを批判する箇所があって、彼が重視する前思春期における親密関係(チャムシップ)とは関係がない、といっている。彼は同性愛肯定論者、いな、端的にホモであるとされているのに、この傾向に賛同していない。彼は、異性愛への過程に存在する「通過同性愛」のみを精神成長のためのプラスの因子として重視しているわけだ。

私は、このショックが日本にないというのではない。夢で皇太子と交わり、目覚めて後にショックを受けて皇居にお詫びに行き、丁重に精神病院に紹介されてきた例や、肛門の手術の夜に発病して、それがこのタイプのショックの結果だったことが次第にわかった例など、私も潜在的同性愛者への直撃的ショックが妄想型分裂病の引金となった例を何例か診てきた。しかし、とうてい全体をカヴァーするには程遠い率である。まして同性愛体験自体によって急性の精神病が発現した例は、ほとんど経験していない。逆に、異性の親の接近を性的な衝撃と受け取っての発病はめずらしくない。小田晋の、欧米のホモセクシュアル・ショックと日本のインセスト恐怖とは東西対応する位置を占めているという説は確かにうなずけるものをもっている。

四　「文化依存症候群」についての再考察

精神医学において文化依存症候群とはなにかを考えようとする者は、さまざまな理論的実際的困難に遭遇する。この点について整理を試みたものにヤップの遺稿『比較精神医学、その理論的枠組み』(一九七四年)がある。ヤップは、典型的・普遍的症候群と非定型的・文化依存症候群との二大別を承認した上で、前者を都市的、後者を exotic と表現しているのだが、後者をかりに「異界的」としておく。たしかに、アフリカだろうと東南アジアであろうと、その近代都市においては西欧型の普遍症候群が主流をしめており、神経症との鑑別が問題となるのにたいして、カンポン(村落)やブッシュ(叢林地帯)などの異界では器質性精神病との鑑別が問題になるということである。この、五〇年代に知られた事実を踏まえてこういう図式が成立したのであろう(図1)。次に同じくヤップによる文化依存症候群の精神病理的分類の試みを再び見てもらいたい。彼がいかにセンセイショナリズムを避け、なんとかして「普遍的」精神医学の言語によって両者に共通の基盤をもたらそうとしたかが分かるだろう。ついでにいえば、彼は、個人＝環界の定常状態がストレッサーによ

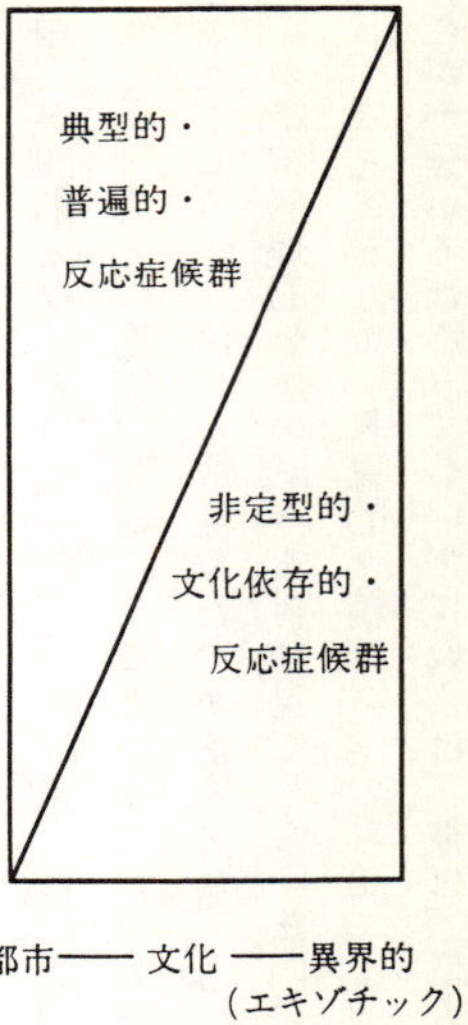

図1　二つの症候群(Yap, *Comparative Psychiatry*, p. 56より)

って破断(ディスクラシア)を受け、これに対する解決策の三つのうちの一つである逸脱的解決の、そのまたひとつとして病いを位置づけている(図2)。この図に関しては後に再び触れる(図11参照)。

文化精神医学的問題にまつわる越えがたい難点を、ここであらかじめ述べて、理解を乞う。初歩的困難は言葉の問題である。これは無視できない。近畿生まれの私は、東北あるいは九州南部の老人や故郷を一度も出ない人の診察に際してはしばしばその地方出身の看護婦の通訳を必要とした。もっとも、それはかぞえられるほどの稀な出来事であったが、ナイジェリアにおいては医師と患者との間に部族語の通訳が介在するのがルーティンである。言葉にしてすでにこうである。二つの文化にまたがって患者を診ることが同じほどの力量で可能な精神科医は、たしかに存在するが、実に稀であり、むろん私はそうではない。みずからのささやかな経験を、私は、知己からのインフォメイションといくらかの文献で補強しながら書きすすめているのだが、櫓舵なしで大海に乗り出す心細さである。いや、なにも文化精神医学だけではない。バラ

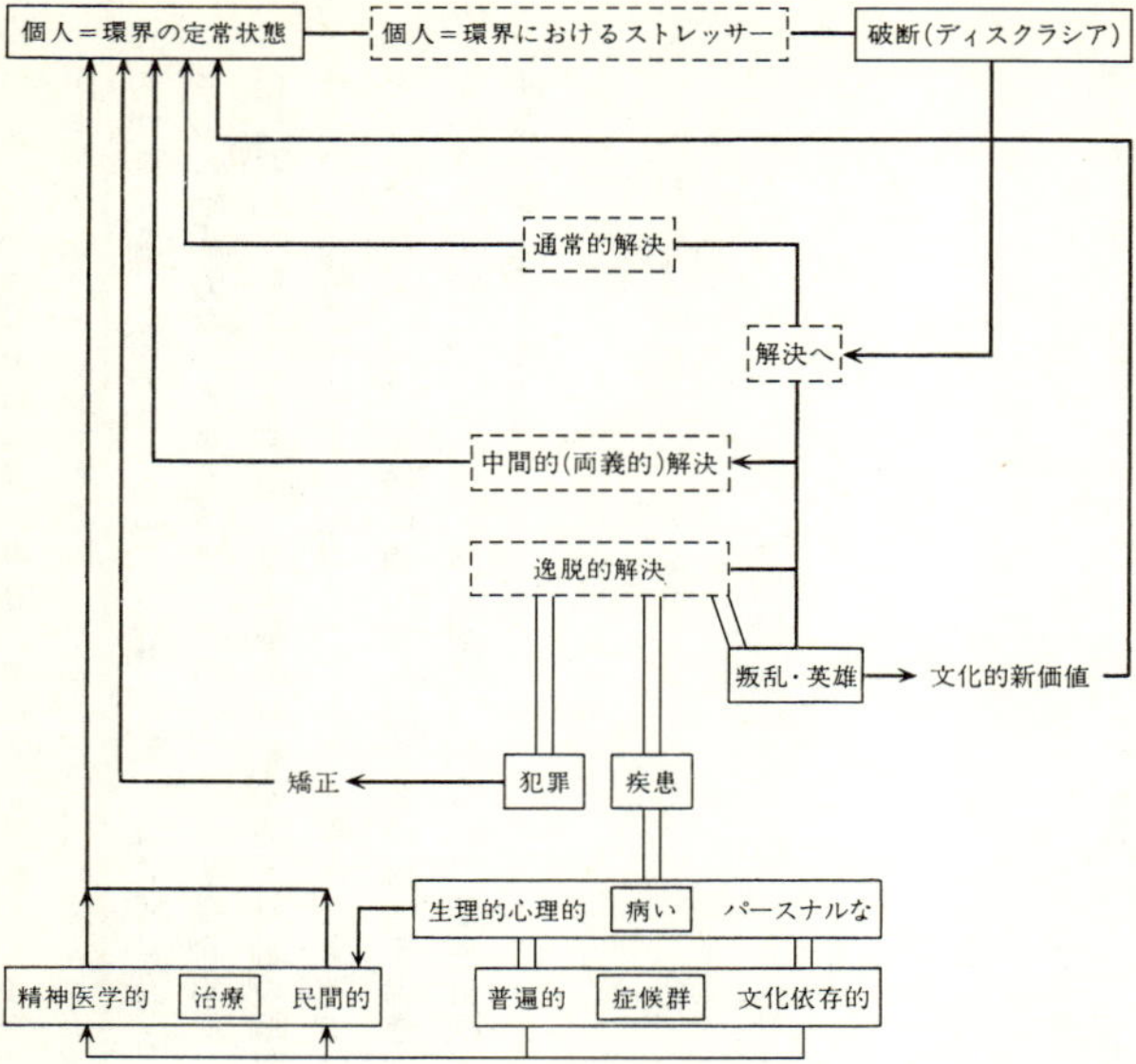

図 2　破断からの回復の諸径路――この図でいえば一次的破断状態にある個人は，平衡回復過程が作動しはじめるとともに彼の置かれている文化社会的な場と，通常，中間(どっちつかずのあいまいな)，逸脱の三形式で反応する(Yap, Comparative Psychiatry, p. 69 より).

にとってバラ作りは永遠に存在しているように見えるだろうという譬えがある。一人の精神科医が生き生きと診療する期間は平均一万日(二七年余)以下で、診る患者の数もごく限られたものである(深く診る相手は数百を出ない)。またその患者の住む地理的範囲も知れたものである。さらに階級的なかたよりもあるだろう。それを精神科医はしばしば強引に眼前の患者を永遠の相において見ようとする。現に戦後日本の精神科医の範囲でさえも、ヒステリーの消滅が語られるのと同時期にわずか三百キロメートル離れた土地ではヒステリー患者が毎日のように大学をおとずれていた。躁病についても減少を指摘する向きと日常診療からとてもそうはいえないという人がいて、コンセンサスがえられない。精神科医は、ほんとうにたこつぼのような狭い世界で働いている。

五 「個人症候群」という概念に向かって

1 西欧世界における「非」普遍症候群の欠如性

さきに「同性愛ショック」を例として、西欧世界における「文化依存症候群」の存在を述べた。しかもなお、西欧世界は、ほんとうに文化依存症候群の乏しい社会である可能性がある。

このテーゼに対する理論上の反論は列挙するにとどめよう。「文化依存症候群」とは何か、「(西欧に対する)異界症候群」にすぎないのではないか、とか、西欧世界といっても、近代西欧都市型世界であって田舎を取り残しているではないか、逆に非西欧においても西欧型の都市を含むはずだ、いや「普遍症候群」とはそもそも近代西欧都市部の「文化依存症候群」に他ならない(木村敏の大局的議論)といったことである。

こういう可能性がありはしないか。西欧型＝都市型文化においては、なるほど普遍症候群が卓越しているが、これは「欠陥」であるかもしれない。すなわち、普遍症候群しかほとんど残存していない事態でさえ、いいかえれば文化依存症候群の貧困あるいは欠如があると考え、この欠損を西欧型＝都市型文化の特徴と見ることとさえもできる。

これを念頭においたうえで、逆に西欧＝都市型普遍症候群優位に立脚する近代精神医学体系に身を置いて眺めれば、文化依存症候群のほとんどが心因反応の枠内に収められるという顕著な事実に注目しよう。

文化依存症候群は一般に、人間＝環界複合の破断によって起る、比較的直接に理解しうる(それゆえに「心因」)、激烈だが短期かつ可逆的な過程(それゆえに「反応」)より成る比較的良性の病いである。この比較的単純な了解可能性と直截激甚な訴え(appealing character)が、家族、隣人、公衆を無関心ではいられなくする。アモックあるいはウィンディゴの患者は、無差別殺人を惹き起すために、射殺されるかもしれない。寒冷恐怖症や縮陽症は、絶えざる嘲笑の的となるかもしれない。憑依は畏怖されるだろう。しかし、いずれにしても周囲は冷淡《インディファアレント》ではありえないのである。とくに憑依症候群あるいはそれに近縁の意識変容を伴う症候群は、その経過後において、患者はより安定し確信に満ち、葛藤から自由な人格としてふたたび立ち現われることが少なくない。そして病前の内向性は逆転して、むしろ外向的な人物となりうる。その中には新しい宗教の創始者も見られる。また、科学者や哲学者を数えることができる。おそらくかつてクーンが「パラダイムを創造する科学者」と命名して「通常科学者」と区別した人たちである。

ここでエランベルジェ（エレンベルガー）のいう（科学的）「創造の病い」を文化依存症候群の枠内においてこそ正当に理解しうる可能性が透見されてくる。

2　科学的「創造の病い」と宗教的「創造の病い」

わが国近世の宗教史において心ひかれるものに、幕末から第二次大戦に至る転形期において市井の中年女性にいわゆる新興宗教を創始せしめる発端となった、まさに（宗教的）「創造の病い」というべき憑霊現象がある。

この（宗教的）「創造の病い」は、（科学的）「創造の病い」と同じく、近代西欧精神医学的にはさまざまなカテゴリーに入る「疾病学的に純粋でない」ものである。西村康がラーマクリシュナについて語る「イニシエーションの病い」の概念に近いと思う。

歴史における転形期とこれら教祖との関係は明らかである。黒船前後が天理教祖の中山ミキに、明治十年代が大本教祖の出口ナオにほぼ対応する。（明治十年代は地租改正が農村の階級分化と構造変化を生み、牛肉食用、牛乳飲用、人力車の大衆化をみた時期である。

出口ナオの村では区長が、急性精神病発生のあまりの多さに府知事に救援を求めた手紙が残っているが、それは以上の「新しがり」の職業に多発した。）また第二次大戦末期の直接間接の、戦争による受難が天照皇太神宮教（踊る宗教）教祖の北村サヨを励磁する。

近代精神医学からみれば、おそらく中山ミキは純粋な憑依症候群に近いであろう。「われは天理《てんり》王命《おうのみこと》なるぞ」と宣言して以来、彼女でなく天理王命が彼女を通して語るからである。出口ナオは、わが国の満田久敏の意味での「非定型精神病」（満田《みつだ》サイコーシス）に入るのではないか。みずからの腹中に語る声を定常的に聞いた北村サヨは、さらに「（幻覚）慢性妄想反応」に近いだろうか。いずれも、むろん間接的なうえにも間接的な推定である。

しかし、むしろ、目を奪うのは彼女らの共通性である。勝気な女性であって、家族的困苦を「誰にも甘えられない」と見定め、みずからの上に背負いきって中年で極限を越え、のちに必ず伝説となる超人的忍耐、とくに連続長期の不眠と超人的労働を示す。彼女らの貧苦は伝記の強調しがちなところだが、出自は極貧農層でなく、少なくとも近い過去に中農あるいはそれ以上であった記憶が村・家族・本人になお存する。日本の中農層が一般にそうである以上に識字者であり、農婦の狭い現実に生きつつもひそかに知識をむさぼるように吸収している。

ここで江戸中期以後の日本農村が、宗教的、儒学的、通俗道徳的、修養鍛練的、実学的な諸知識と同時代の情報とに関してかなりの飽和度を示すことを思い合わそう。とくに、西日本においては貨幣経済に適合した換金作物をも栽培する富農あるいは半農半商の豪家の情報蓄積量は、豊富性と雑多性においてわずかに堺大阪の豪商に譲るのみである。そしてこれらの情報は、富農層をはじめ村の知識層から村人の問いかけに応じて拡散する。西日本に限らない。野口英世の母シカは貧家の少女の身で、ある日思い立って村の住職に「人間いかに生くべきか」を問いにおもむくのである。少なくとも一九世紀から二〇世紀半ばまでの期間の日本農村には、安丸良夫が「通俗道徳」と呼んだ民衆宗教と、それを浮べるスープのごとき倫理的、道徳的な問いかけの運動が、村々をひたしていた。

ミキ、ナオ、サヨらの家は、すでに彼女らの労働に家計の実質部分を相当に依存し、夫は善良であっても弱々しく、勝気な彼女らにむしろ頼りがちである。彼女らが依存できる、「甘えられる」対象はもはやない。そして農家の嫁にとって唯一のくつろげる場である実家は、この時すでに安心して思うままに里帰りできなくなっているか、実家そのものが存在しないにひとしくなっている。彼女らは断乎たる甘えの禁欲とそのことの示威の下に無限の艱苦に黙って身をさし出す。しかし奴隷のごとき全き受動性においてではなく、むしろその中にみずからのめりこむように歩み入る。この際、背後にあって彼女らを支えるのは倫理的道徳的自己激励のみである。それが既存宗教であるならば、たとえば野口の母シカの観音信仰となる。個人を生涯支え通す力があって破断から守る。しかし宗教的天才(とかりに言うもの)に転生することはない多数者である。ミキらは本質的に少数者なのであろう。ただ、このためには、多くの宗教的天才を実現するための条件が必要である。その条件が一つでも欠けたために、回復(世間に還帰)したにせよ病いにおちこんだままにせよ、宗教的「有徴性」を帯びなかった例は想像以上に多いだろう。現代におけるそういう例と思われるものについてはのちに触れる。

たとえば教祖が教団を形成するためには、教祖の理解者、庇護者、外部に対する弁明者、あるいは直接教祖の人柄に打たれて入信する少数の初期信者(「使徒」のほかに伝道せぬ信者も多い)、託宣を解釈し教義にまとめ、次第に広範囲に宣教する人が要る。教義が普遍性を指向して、森羅万象のすべてを説き明そうとするにつれて、既存の宗教、道徳、倫理、さらにはイデオロギーとしての科学を摂取し、それらと習合することもありうる。一時期ほとんど必ず世俗の権威と衝突して、その過程で一種の妥協が生じる。教団がある程度の勢力に達すると、かなり強引な突破《ブレイク・スルー》が行われる。世俗の権威との衝突と妥協はもっとも多くこの産物である。この段階を終えて教団は文化の内部に組みこまれ、いくぶんの周縁性を残しつつ公衆の承認を獲得する。

このような外的条件に対偶する内的な条件がある。自己激励の源泉が顕著に自生的《アウトクトーン》なことである。しばしば異質なものの衝突と融合から出発して自家製のコスモロジーがある日おおむねにわかに誕生する。この時期は外面的には自己抑制的、抑うつ的でむしろ目だたぬことが多い。おそらく生成過程にあるコスモロジカルなものが、「異質なものがはらまれつつある」という予感となり、次第に外圧は内圧化される。

病いの潜伏期は、おそろしく目だたず特異性のないものであり、周囲にとって発病はほとんど常に唐突な驚くべきものとして立ち現われる。ハンガリー出身のイギリス精神分析医マイクル・バリントは、病気のはじまりと創造過程を並べてともに「一人過程」とする。すなわち、それはひそかに単性生殖によってはらまれるものである。精密な観察者であれば緊張とその陰の不安の増大を垣間見るであろう。すでに睡眠障害、少なくとも睡眠時間の短縮が始まっているだろう。これを不眠不休の超人的労働として周囲は「納得」するのである。

3　宗教的「創造の病い」としての中山ミキの変貌

私は以後中山ミキのみを語ろう。後で分るようにもっとも身近だからである。平凡な農婦と見えた中山ミキは、忍苦が限界を超えた時、変貌する。仁王立ちになって「われは天理王命なるぞ」と宣言する。ここからすべてが始まるのだが、これは発病であろうか。ある意味ではそうかもしれないが、同時に解消(すなわち解決 Erlösung)ではないか。彼女の伝記で宣言の条りを読むと、暗鬱な雲が一度に吹き払われて、明るい天地が眼前に開けた印象を持つ。バリント流に言えば、一人過程が終って二人過程が始まる転回点である。バリントにあっては別ものだった創造と病いとは、ここでは統合されて「創造の病い」となっている。

個人=心理的にも文化=社会的にもここが正念場である。以後の展開はさまざまでありうる。かつてなら滝治療のために山村に連行されたかもしれず、あるいは名主に届けられ、家長が座敷牢を作ったかもしれない。今日では患者収容車が門前に横付けされることもあろう。ささやかな偶然も決め手となりうるが、一般論的には個人の人格、家族あるいは隣人との関係の既往の総和が決め手になる。より広い文脈においては、文化的パラメーターが、さらにその地の宇宙論が決め手になるであろう。

現実のミキの前に開けた二人関係はそれほどは暗鬱でなかった。家族は当然困惑したが、彼女はもはや天理王命としてしか語らない。家族は「天理王命」と交渉しなければならなくなる。さまざまな取り引きが試みられる。「どういう神さまか存じませぬが、そのような尊い強い神さまがなぜいやしいわが家などにおくだりになったのでしょうか」「家をお間違えではございませんでしょうか」「他の富家に移っていただけませんでしょうか」。だが、すべて却下される。天理王命は縁あってこの家にくだったのであり、まず、家族の者がミキ＝天理王命を礼拝しなければならぬ。周縁的存在である「嫁」にこう命ぜられた家族が呆れて断ると彼女は断食を始める。二日目に彼女を拝んだ最初の人は夫であって、この人のやさしさを私は感じるのだが、ミキはそれだけでは満足しない。一家全員の礼拝を要求し、容れられると、さらに自宅に縄をかけて引き倒すことを命じる。ついにその通りになる。ミキは一家が文字通り無一文になることを求めた。それは、ミキがみずからの教えを説くための出発点として、しなくてはならないものであった。

＊

中山ミキの変貌にあずかったものは何だろうか。たしかに時代的危機によって触発されたはずである。個人的危機の一般的＝宗教的平面への転化でもある。年齢的転回点でもあるわけだが、ただそれだけだろうか。ミキの生れた場が、奈良盆地の宇宙論的位置において、周縁性という深い意味を持っていたのではないだろうか。

出口ナオや北村サヨについても同じことが言いうるだろう。しかし、二人の生地をあまり知らない。これに対して、中山ミキは、生家から西に五〇〇メートルと離れていないところにたまたま私は生れた。「おミキ婆さん」の話を聞いて育ち、その地一帯に足裏による深い馴染みがある。今、一帯は大阪の通勤圏に入って急速に変化し、「文化住宅」の立ち並ぶところとなってしまった。それも私がここに記し残したい理由の一つである。

奈良盆地が、東を限る山々と接するところを、春日山の西麓から三輪山まで行けば右には水田、左には丘陵、古墳、社寺、段々畑をみる。このように国中平野《くんなか》のまさに東縁を走る国鉄桜井線の路線の東の小集落「三昧田《さんまいでん》」がミキの誕生の地である。白壁の美しい大和づくりの集村である。この集落は、笠置山塊がかなり急激に条里制の面影を残す国中平野《くんなか》部に移行する、かなり明確な境界線の東側の最初の集落である。

東を見れば二百数十メートルの竜王山脈が間近である。二、三百メートルの低山でも整った山容ならば名山と尊ばれるこの盆地ではなるほど高さだけは十分だが、現実には、北の春日山と南の三輪山という山容のとび抜けて秀でた山をつなぐ平凡な山脈《やまなみ》であり、笠置山地の西縁である。この盆地では修験道ふうの山名は珍しく、他に「金剛山」くらいであろうか。双方には古代の伝説をほとんどもたない共通点がある。

それでもミキの生家の近くに立って秋の午後に東を望めば、次第に高まり行く斜面は棚田を畑地に変えつつ、稜線に向かいはいのぼる。古墳が多くミカン山になっているあたりを越すと山道に入り、杉林の中を通って山頂に至る。山裾のあちこちにみられる集落は木立ち竹林を交え、屋敷は濠をめぐらし、道は曲りくねって丘と丘の間に消える。ミキの生家の南東東一キロの森厳な杜は大和《おやまと》神社であって、伝承によれば天つ神に降伏した大和の国つ神である。巨大な杉の古木の連なるあたり、春は風が花粉に黄色い。そのすぐ北西は、長柄《ながら》駅であるが、天孫族に土着部族が敗北した臍見《へそみ》長柄《ながえ》の岬《みさき》の地とされている。神社の西北隅に芦の茂る湿地帯が残り、「岬」とは、そこへ突き出した細長い微高地すなわち大和神社の神域そのものかもしれない。そしてその北、約四キロ、天理教宗教建築群の上方、山裾をはいのぼる黒い森は、七支の刀が出た石上神宮《いそのかみ》である。

西に目を廻らせば景観は一変する。古代の条里制の痕跡は二万五千分の一図にも見るごとく今も驚くほど存在する。ただしこの辺りは一九四三年に海軍が広大な航空基地を展開して大きく変改された。古代の道は、おおむね使用中であり、飛鳥街道は長年のつもる埃で周囲より人の背ほど高い。東向きの景観との何という違いであろう。東西南北に整然と走る道路の間は方形の水田であり、点在する集落は極度の集村である。村内も碁盤の目に整序された街区であり、集落の密集した屋根の間から樹冠や竹林が突出することはまずない。江戸期につくられた新しい寺の大屋根は見えるが、鎮守の森はしばしば集落の中にない。集落から少し離れて、山麓部の由緒ある社より格段に小さく、社格も低い。たとえば私の集落では「ヤマトタケルが白鳥と化して故郷をめざした時、羽をやすめた地」にすぎない。この「白鳥神社」の森は海軍に破壊された。戦後の再建は村に近く、もとよりかつてのそれなりの森厳の俤はない。

これらの村と村をつなぐ道もまた、条里制に沿って直角に曲りつつ走る。自然の形状に沿った道に遭うことはほとんどない。この盆地に多い溜池さえ、条里の一部に組み込まれて方形である。

*

ミキの生れた集落から西に五〇〇メートル離れた小集落「永原」はすでに国中《くんなか》平野に属し、篤農家中村直三の生地である。二宮尊徳より知られず、時代もやや遅れるが、二宮と同じく勤勉による「立て直し」路線に生きた人であった。このような近さで生れた二人は、生きた時代もほぼ一致するのだが、おそらく「世直し」のミキと「立て直し」の中村直三との違いは、山と平野との境界側と平野部の東端とのコスモロジカルな差に対応するのではないか。洋の東西を問わず「立て直し」的治療者は境界の山側に出現するのである。

奈良盆地の中央を形づくる国中《くんなか》平野には格の高い神仏は住まない。土地は平坦、風景は単調。元来は湿地帯で、農民の勤勉が次第に中央部に湿地を追い込んでほとんど消失させ、代ってかつての春は菜の花が、秋は稲穂が平野をおおった。

しかし、みはるかす四周の山々の麓には数多の神々が住み、古墳が築かれ、都がいとなまれ、仏閣が造られた。バリ島の宇宙が中央にそびえるアグン火山を中心とし、それとの関係によってみずからを定位するとすれば、大和に住む人々は四周の山々によって定位を行う。人々は、雲がどの山からどの山へ走る時は天候はかくかく、という。山々はほとんど記号的な特徴を帯びて、かずかずの伝説を荷いつつ、この平野を囲んでたたなわる青垣山である(図3)。バリ島とは逆の、凹の宇宙である。大和川が激流となり、岩を嚙んで一気に河内平野に流れ下る、二上山と信貴山の間の「亀の瀬」のほかはほとんど外部に開かれていず、国中《くんなか》より見えぬ彼方の山々は異界である。その中でミキの背にした山は、もっとも伝説に乏しく、山容のかんばしくない、格の低い山であった。宗都天理は、古代の布《ふ》留《る》町、中近世の丹波《たんば》市《いち》であって、古い大和のコスモロジーではとるに足りない。そこに彼女が(宗教的)「創造の病い」を経て創り出した成果は、大和という閉された宇宙にほとんど強引に新しい一つのコスモロジーを投入したことである。出口ナオが「艮《うしとら》の金神《こんじん》」という忌まれた神を中心に据えたと同じ激甚な価値転換である。

古代の神々は去って久しく、最後の都「奈良」は建設途中にして放棄され、そして北方

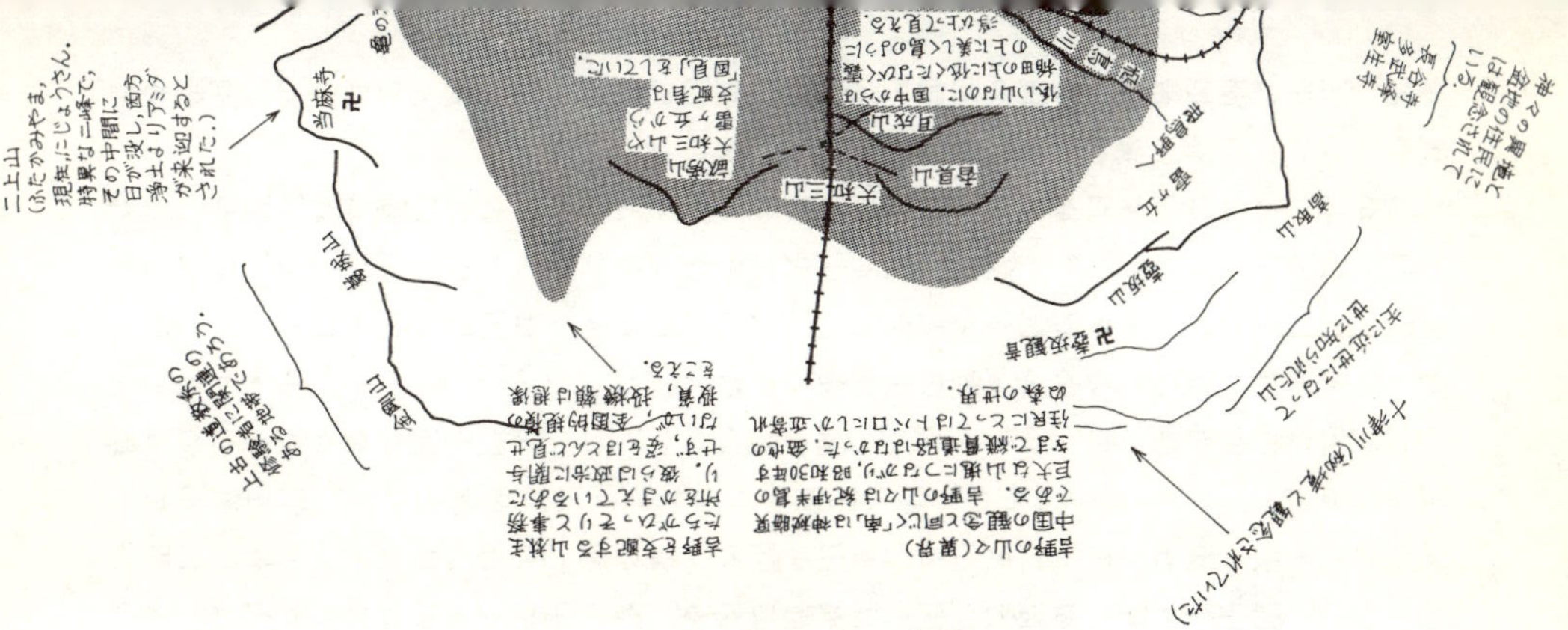

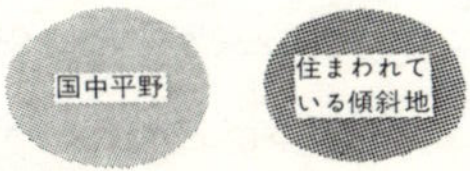

鉄道は一部省略した．鉄道は必ず，国中のへりを走り，唐招提，薬師の二寺以外のすべての聖地は，鉄道の山側にある．聖地に参る人は決して鉄道を降りて国中側へと行くことはない．

図3　奈良盆地のコスモロジー(1955年ごろまでの)――地理的正確さを期せず地図を参照せず書いた．けだし，コスモロジーは脳裡にあるものだからである，誤りも含めて．東側に並ぶ山々の，もっとも全貌が見えるところは，国中では唐招提寺の北東の池の西の堤であった(そのころに)．

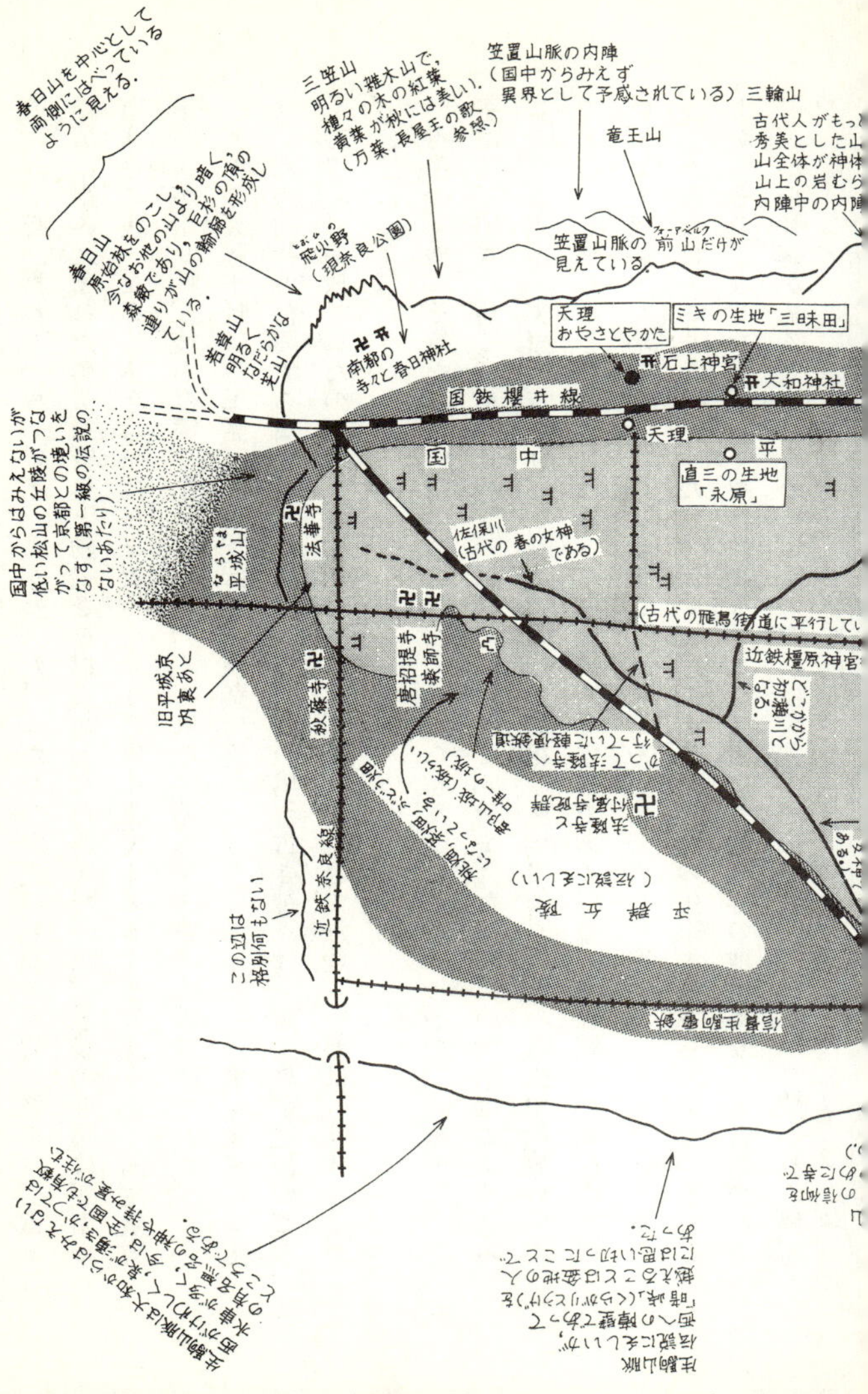

春日山を中心として両側にはべっているように見える。
三笠山 明るい雑木山で、種々の木の紅葉黄葉が秋には美しい。(万葉、長屋王の歌参照)
笠置山脈の内障 (国中からみえず異界として予感されている)
三輪山
竜王山
笠置山脈の前山《フォーアベルク》だけが見えている。
春日山 原始林をのこし今なお他の山より暗く森厳であり、巨杉の例の連りが山の輪郭を形成している。
飛火野《とぶひの》 (現奈良公園)
若草山 明るくなだらかな芝山
南都の寺々と春日神社
天理 おやさとやかた
ミキの生地「三昧田」
石上神宮
大和神社
国鉄櫻井線
天理
国 中
平
直三の生地「永原」
国中からはみえないが低い松山の丘陵がつながって京都との境いをなす。(第一級の伝説のないあたり)
平城山《ならやま》
法華寺
佐保川 (古代の春の女神である)
唐招提寺
薬師寺
秋篠寺
旧平城京内裏あと
近鉄奈良線
この辺は格別何もない
法隆寺と付属寺院群
かって法隆寺へ行っていた軽便鉄道
平群丘陵 (伝説に乏しい)
信貴生駒電鉄
生駒山脈 伝説に乏しいが、西への障壁であっての新しい都へ移れない卑しい者たちが残った。ふたたび歴史に登場する時の彼らは、貨幣経済に組み込まれた農業を質素と勤勉さを以ていとなむ農民だった。最後の荘園は西南の当麻寺に残ったが、窮乏した彼らを救ったのは近隣の農民である。僧の読む宋の国定処方集を手がかりに、彼らは薬草を栽培し、つくられた生薬は堺・京・大阪に売られた。

近世の大和平野は、民話、民謡、伝説、祝祭に乏しい。この地に旅した者は土産にも困り、地方独特の料理すらないことに落胆する。この場合古き神々は、浄土真宗地帯のごとく力ずくで追放されたのではなかろう。ここは、神々が見棄てた地、いわばエリオットの「荒地」である。

再生の契機こそ待たれていたのであった。もたらしたのはミキであった。ミキの作った宇宙は、実家に帰る身を憚る農家の嫁たちに向って「おまえたちの真の実家はここである、ここが万人の「実家」であり、すべての人類の御祖の生地であり、その意味で世界の中心である」と指し示した。これはほとんど挑戦的な宣言である。せめて三輪山や畝傍山ならば、と人は思ったかもしれない。しかし、ここそ実は万人の実家の地「おやさと」であり、あなたは「おやさとやかた」で仮の実家であるあなたの生家よりもさらにくつろぐことができる。なぜなら、とミキは教える。ここは実に人類発祥の地であり、また世の終りに天から甘露が降る。そのために殿堂の中には天井の一部が天空にむかって開かれた場所があり、その場所そのものを拝むのである。ここを中心にして、「ようこそお帰り下さいました」と大書されたアーチをくぐり町に足を一歩踏み入れた途端、町が農家の嫁の帰郷の日をかたどった祝祭の仕掛けにいかに満ち満ちているかに驚く。それは実母が嫁の帰郷の日に周到に豊富に用意するものに何と近いことであろう。これらのすべてが、ミキが(宗教的)「創造の病い」をとおして、この祝祭性を喪失した地にもたらしたものである。

ミキは最晩年まで活動的であり、機転が利き、洞察力が強く、入牢した際に明らかになったように、威厳は明治の官員を畏怖せしめるに十分であった。いずれにせよ精神科医が欠陥と呼ぶ状態、平坦化と呼ぶものとは遠い。

今日でも、「文化依存症候群」と呼ばれるものになお残されていて、おそらく近代文明、より正確には西欧都市文明において欠如しているものの顕著な特徴は、病者の尊厳性(ディグニティ)である。そして、ある種の自然な了解性である。「私にさわると○○大学病院は潰れるぞよ」と叫んだヘビ憑きの老婆は、いかに威厳に満ちていたことか。幸い実際にアモックに出会ったことはないが、おそらくその狂乱は私を根底から震駭《しんがい》させるのではないか。ジャワのボゴール精神病院であった驚愕病ラタハの老婆が異人である私に向かって全身で見せた恐怖には、私を心から恐縮させるものがあった。最近の現代医学は検査と治療の非破壊性を医学向上の一尺度とするが、心理的社会的ディグニティに対する非破壊性の向上もその尺度とするべきである。ではいかなる精神医療が、最低限の水準を満たすのであろうか。現代精神医学はおそらくあらゆる方向からの治療的英知による補完を必要としている(後出の図12参照)。

4 現代における一例

今日においてもかくれたミキは現存する。私の念頭にあるそのひとはむろん宗教を創始せず、短期の治療をうけて家庭婦人に戻った。「病い」は一見単なるエピソードで、すべては旧に復し、かつ何ものをももたらさなかったように見える。しかし、おそらく彼女は確実に一人は救ったのである。あるいは一家をというべきか。

彼女は、日本人の海外氾濫以前の時期において一私費留学生の夫人であった。夫は一部上場会社につとめていたが、一念発起して海外の大学に私費留学を図った。彼の出身大学は申し分なかったし、成績も多分申し分なかった。しかし、彼我の大学のシステムの違いがあまりに大きすぎた。週毎の宿題と必読書の山とデベートの連続は当時の日本人ならばおよそ予期しえなかったもので、夫にも鎧袖《がいしゅう》一触とは行かなかった。ルビコン河を渡ってしまった夫は超限的努力を重ねたが、留学期間の延長が必至となった。

延長の意味は、経済的不安だけでなかった。子供が学齢に達し、その地で進学させねばならなかった。移住民や外国人の同化の一ルートという機能を持つＰＴＡは彼女を役員に選んだ。背景は、数百マイルにわたって日本人の一人もいない小さな大学町である。その国の秋にはじまる新学期は束の間に厳冬となり、連日ブリザードが吹き荒れた。彼女はけなげになおも前進しようとしたが、力は尽きていた。比較的短期間のうつ状態ののちに彼女は自室にバリケードを築き、「われは普賢菩薩なるぞ」と宣言して家族に礼拝を求めた。上流出身の、ほとんど完璧に従順な彼女は変貌した。やはりここでも夫のやさしさが発揮された。いや、ミキの場合もそうであるように、夫のやさしさを引き出したというべきか、夫は礼拝したのである。紆余曲折を経て、一家は(おそらく以前よりもさらに)仲むつまじく暮しているはずである。もし、降りるに降りられないところにうっかり登ってしまった夫のほうが先に破断を起していたら、ことはもう少し悲劇的だったかもしれない。普賢菩薩とは、除障・延命の菩薩である。ミッション・スクールを出た彼女がなぜこの菩薩に馴染みがあったかは全く不明であるが、彼女の果したものはまさにこの菩薩の使命としたことであった。私は、これを数百マイルをこえて救済におもむき最初に彼女に話しかけた中国女性のカウンセラーから聞いて深い感銘を受けたのであった。この人は、日本語を解し、すばらしいケースワークを行った。

＊

江戸時代におけるキツネツキも、一つの社会的ルールのもとに、他では得られないErlösung（解決＝救済）をしばしば与えていたようである。一旦キツネがつけば、予想はキツネと祈禱師（多くは日蓮宗の僧侶）との交渉に場が移される。取り引き《バーゲニング》が成立すると、キツネは、たいてい、捨てぜりふを残して消えてなくなるのだが、一切の不都合なことはキツネの背に負わされて、万事めでたしとなる。そうはうまくいかなかった例が多いとしたら、今日のあまり上手でない精神科医と同じく、祈禱師が現実原則にのっとった疾病利得の線に沿う取り引きを遂行しえなかったからであろう。二次的疾病利得と正面から闘って勝ち目はない。それは天の時であって、ここで地の利と人の和をつくって実現させるべきである。面白いのは「怪力乱神を語らぬ」儒教で武装した江戸期の代官が、キツネツキを公式の病名として採用していたことである。彼らには、ことの真実がだいたい分っていたのではあるまいか。

5 「創造の病い」の再検討

(1) **「創造の病い」(エランベルジェ)** すでに少し触れたごとく、中山ミキや出口ナオあるいは北村サヨの対応物を近代西欧において求めるとすれば、エランベルジェ(エレンベルガー)のいう「創造の病い」となるであろう。実際エランベルジェの発想のもとはシャーマンである(『岩波講座 精神の科学』別巻の氏の論文参照)。「天才」は近代西欧において、神的なものの位置を占めてきたからである。エランベルジェはフェヒナー、フロイト、ユングを挙げている。私の知る限り、ウェーバーとウィーナーを追加しても確実に正しいであろう。病蹟《びょうせき》学の世界からはさらに多くの追加があると思う(『岩波講座 精神の科学』9「創造性」参照)。

「創造の病い」はその提唱者によれば、抑うつや心気症状が先行し、「病い」を通過して、何か新しいものをつかんだという感じとそれを世に告知したいという心の動きと、確信に満ちた外向的人格という人格変容を来たす過程である。科学史家クーンの、みずからは否定したが世の中に通用しつづけている概念を借りれば、一般に「通常科学者」が「創造の病い」を経て「パラダイムをつくる科学者」に変容するといえよう。フロイトも、若き日は神経学を専攻する「通常科学者」であり、ユングも「言語連想テスト」などを考案しており、大いに通常科学者的な面を持っていた。

興味深いのは「創造の病い」が通常の疾病分類に入りえないことである。フェヒナーはうつ病だそうであり、フロイトは神経症、ユングはほとんど分裂病に近かったであろう。ウェーバーは重症うつ病だとされる。ウィーナーは何と肺炎に起因する症候性精神病である。おそらく、分裂病・うつ病と推定された人も含めて、多少の意識混濁あるいは意識変容が必要なのであろう。「創造の病い」においては何らかの形の意識混濁あるいは変容が伴うと私は思うのだが、その理由は、それなくしては、過去と現在と未来とが一望の下に見えるような、そして、その中で、創造的な仕事の条件である「思いがけないものの結合」が起らないからであろう。もっとも詳細な記述はウィーナーの自伝にあり、個人的な、師との確執と異性への想いと数学的な問題とが混交して脳裡に乱舞するのである。意識障害は、神経症とされるフロイトにもあるようで、病いの初期、患者の治療中に、自分が(あるいは患者が)患者のことを語っているのか自分のことを語っているのか、しばしば分らなくなったそうである。いささかシャーマニスティックな治療者を思わせるエピソードではないだろうか。

おそらく(科学的)「創造の病い」が、そのようないったん「通常科学者」になるというコースを辿るのは、はじめから「パラダイムをつくる科学者」として科学者の世界に入ることは、おそらくアインシュタインを例外として、科学者の世界のルールが許さないという理由だけではないだろうか。その期間に、彼は通常科学をいわば一つの防衛の道具として鍛え上げる。しかし、ある時期に、それでは現実にそして自己に対処できなくなる。(宗教的)「創造の病い」でもことは同じく、ミキの「超限的にけなげな嫁」の姿は彼女の鍛え上げた鎧であろう。

「創造の病い」を科学者から宗教家まで拡げたが、彼らが少数者であるのは、科学においても宗教においても変らない。しかし、(宗教的)「創造の病い」において触れたごとく、(科学的)「創造の病い」においても、不全型というか、生み出したものがマイナーである場合がはるかに多いであろう。

(2)　卑近な一例　知己を挙げるのはどうかとも思うが、許しを得て、一つの例を挙げておこう。その人の場合、かりに「例外状態」といっておくものは必ず困難な課題とともにやってくる。自分にはこなせそうもないが、しかし自分は逃げられそうもないという感じに圧倒され、課題から逃れたいと思い、逃れねばならぬと感じつつ、代って引き受けてくれる同僚友人が見当らないのを腹立たしく思う。実際はそういう人が彼には見えなくなるのだ。その時の彼はいくぶん被害的で、自分の孤立無援に対して他を責めたい気分であるのだろう。もっとも具体的な他者でなく、ほとんど運命に近い、無人称的ななにものかに対してというほうが当っている。

そのうちに、課題に対する無力感、絶望感が限度を超え、「論理が尽き果ててただ肉体を差し出している」と表現したい状態になる。課題に金縛りとなりつつ答えのない問いを浴びせられつつ、おそらく理解不能なものを理解しようと努めるうちに、不眠と超覚醒がはじまる。奇妙な超覚醒であって、たとえば、はるかな過去の個人的な心理的外傷がつい昨日のことのように切実に、そして細部までくっきりと鮮やかに思い出される。バートランド・ラッセルの『自伝』によれば、危機の最中に庭の冬枯れの芝生のところを過去の重要人物が次々に通ってゆくのが見えたそうである。これを「パノラマ現象」というが、今の場合は、時間と空間は混乱し奇妙な結合をはじめる。それと同時に——ということはこの人の病いはウィーナーのほうに近いということだが——これまでに経験した具体的課題がカタログのように同時的に並んで「見え」たり、過去に読んだ本の内容が背表紙を見ただけで思い出せる。「超限記憶《ハイパームネジア》」といわれる現象であるが、これは「空間的パノラマ現象」といってよいであろう(そもそもパノラマとは空間的なものだが)。やがて断片化が起り、同時に思いがけない結合がみられ、さらに結合が結合を生んで、応接にいとまがなくなる。超限記憶に耐えられなくて、本の背をすべて引っくり返して小口が見えるようにしたことがある。

これは非常に苦痛な状態であり、また、周囲にも「いつもの彼と違う」と分るが、日常生活と仕事はつづけられており、時にはふだんよりはげしく仕事をする。仕事にはややムラが生じるが、同時にふだんにない冴えを示す。ふしぎにも、この頃になると課題はあまり問題とならなくなる。課題の重さは、どこかで彼のパースナルな問題と構造的相似性があるからかもしれない。彼は課題の「前」から「中」へ入ったということができる。「日常生活と仕事の継続が『創造の病い』を通過するために重要である」とエランベルジェは書いている。病いが「エンジンの回転」を妨害して停めてしまうか、回転のエネルギーに活用されるかの分れ目である。ウェーバーやフェヒナーのように全く停止してしまう場合もあるが、彼らは、仕事を継続したユングやフロイトよりも誇大的で現実と相渉《わた》らないものを作ったといえなくもない。(ウィーナーの場合は激烈だが短期間だった。)

より重要なのは、状態のいかんでなく、一般の危機の時にそうなのだが、伴侶と友人と知己が彼を見放さないことであるらしい。この例の決め手の一つは、そうであった。一般に病いの状態を孤独で耐えとおすことは実に困難である。

この例は大して創造的なものを残さなくて終る。それでも、ふだんはどこかに分散していた体験や知識が同時的に見え、そして思いがけない相《アスペクト》で結合するのであるから、この状態の終末期に生れる仕事は狭いサークルの中で比較的強い印象と高い評価を与えられたそうである。もっとも本人は自信があるどころか、全く駄目だと悩む。この一時期は一種の快癒感があり、周囲の色彩が生き生きとして世界が美しく見え、幼い家族とよく遊んだりするが、ふだんよりも遊びの呼吸が上手になる。

これで終れば万事よしだが、そのあと、軽い抑うつ気分が数カ月続き、「頭が十分働かない」(「六割あたま」などといっている)、「このまま駄目になるのではないか」と思うそうである。それは必ずしも外見と一致しない。外からみればかなりちゃんと仕事を続けている人である。

二十代後半、三十代後半、四十代半ば、と三回経験しているところが、エランベルジェのいう「創造の病い」と異なる。新境地に出られず、その代り、大きな人格変化はみられない。不全型のゆえんで、「根本的解決」にならないから繰り返すのだろう。

西村康の「イニシエーションの病い」の例は、この例と対照的で、エランベルジェの挙げる例よりもさらに強く深い。受苦・死・再生である。もっとも(宗教的)「創造の病い」を中間に置けば、すべては連続しているだろう。

6 「妖精の病い」と神話産生機能

次の場合は一度かかりそめに分裂病という診断がなされているが、前の例と同じく、ほとんど薬物を用いないまま、治癒していった。その診断に私は賛同しない。

彼女はほっそりとして年齢より少女めいて十代に見えるが大学文学部の四年生であった。指導教授が、非常にすぐれた卒論を書き終えたところで彼女から以下の打ち明け話を聞かされて驚き、さる大学の人に話したところ、前記の病いで入院が必要である旨を告げられて、いっそう驚き、私に相談を求めてきた。指導教官に彼女をいとおしむ気持があってのことであろうが、困惑もむろん大きかった。

夜な夜な妖精が訪れて、対話する、というのである。いろいろな妖精の具体的な描写をして話して聞かせてくれた。時には文学の話や好みの音楽についても話した。好みには一貫性と豊富性と柔軟性があった。私が定期的面接を引き受けたのは、このように、話に常同性がなく「クリエイティヴ」であったことと、生活に大きな破綻がないらしいことに因る。自殺の危険はなかったかと反問されそうだが、私はじっと考えて彼女が死なないことのほうに賭け金を置いた。

彼女は実際に妖精を見ているのでなくて、ただ話をしているだけである、つまり「空想虚言症」だという精神科医がいそうである。最終的には分らないことだが、分らないままでよいことにした。彼女の表現は非常に生き生きしていて、私にもしばしば彼女の見えるものが見えるような気がした。妖精は在と非在の間を揺曳《ようえい》する存在である。どちらでもよいではないか、と私は思った。もっとも、見えないものを見たふりなどはしなかった。嘘はいち早く看破されたろう。こういう少女は(少し前の)〝西洋〟には沢山いたのだろうな、とも思った。たとえば、もっと野性的だがハンス・カロッサの『ある幼年時代』に出てくるふしぎな少女〝フォレレ〟である。

彼女は、私の机の上の二つの鉢植えの草の葉むらにこもる妖精たちを語ってくれた。それは私が「邪悪」な妖精のいるほうの鉢を遠ざけたくなる力があった。「ほら、見えるでしょ、ここに」と、私にも見えることを確信して語ったが、無理強いには答えを求めてこなかった。たしかに空想の手がかりを与える徴候的なものはあった。空想といったが、この場では観念と知覚とは肌を接するほど近い。そのうちに話は次第に妖精から離れて彼女の孤独そのものに移り、やがて現実へつながっていった。おわりよければすべてよし、である。占星術やその他もろもろのステロタイプに、よりどころを求めることはついになかった。彼女は自分を独自と思っていなかったが、老練な教授が高いスコアをつけた、詩人ライナー・マリア・リルケのユング的解釈についての「ユニークな卒論」を読めば、あるいは「創造の病い」に近いものと知れるかもしれない。そして自分の秘密を告げた時点で、この「病い」はさらに深い孤独の前半部をすでに終えていたのかもしれない。私は土居健郎に倣って、この秘密をうかうか他人に打ち明けないようにと言った。

私は、この治療の持つ危うさ、あるいは治療関係の内包する危険性を決して忘れないように心がけていた。私は「フェアリー・エンカウンター」(妖精との遭遇)という現象が、西洋において非常に危険なものとされていることを知っていた。それは森のはずれで「逢《お》う魔が刻《とき》」に起り、しばしば生命や精神の危難を予告するものであった。しかしまた、友好的な妖精もあり、悪い妖精と戦ってくれる。夕方彼女を訪れる妖精たちはどうもおおむね友好的らしかった。妖精話《ばなし》を聞いているうちに私は、彼女の孤独がひどく身に泌みて身体が冷え冷えしてきた。しかし、不快では決してなかった。恐怖でなく、彼女の「夜の世界」の冷えがくるぶしまでは私をも浸したのであろう。私は、しかし、バリントのことばを護符のように唱えた。「治療者は、舟を浮べる水、鳥を支える空、いろいろなものを支える大地、要するに「四大」(Vier Elemente)になれ」ということばである。

この助言は「おのれを虚しうせよ」という連想が働いて、バリントがハンガリー生れのことも手伝い、かなり東洋的に聞えるが、フロイトも「自由にただよう注意」といっていて、これを「こころを無礙《むげ》に漂わす」と言いかえれば、やはりぐっと東洋に近づくはずである。精神療法は、自己主張や自己顕示、いずれにせよ自分を突出させることとは程遠いもので、私の経験では、比較的順調な場合、自分は一つの虚点となり、存在しているのかどうかさえ分らなくなるが、しかもふしぎに不安がない、という状態である。

この一方で彼女は現実の生活をつづけていた。やがて大会社に合格して、望まれながら自分に合うとして地味な会社を選んだ。この点がすばらしい。以前の話だから今は家庭の人である。ポイントは彼女がついに常同的、類型的に陥らなかったこと、誇大的にならなかったこと、孤独を否認せず、また少なくとも少数の人間を信じる能力があり、それに応じる少数の人もいたことである。エランベルジェが、謎めかしく、ただ「精神療法の再建のためには、今忘れられている、無意識の持つ神話《ミュトス》産生機能(mythopoetic function)に注目しなければならない」といっているが、私は、それとこれとはどこかで関係しているのかなと考えた。私のしたことは、患者に半歩おくれてついてゆき、きずなを張りつめもゆるめもしないと心がけただけであった。

彼女の代りに、こういう例を出したらどうであろうか。「円盤坊や」というあだ名がついていて、毎日円盤を見る子であるが、「今日も見た」、「今日は何台見た」というだけで話がそれ以上ふくらまない。こういう症例となると、分裂病とは言えないだろうが、妖精を見る少女の「創造性」あるいは「ミュトス産生力」にくらべて、いかにも常同的である。しかも、坊やは「自分はこの点がユニークだ」という。「ミュトス産生」にいかに危険と陥穽があろうとも、そのたえず新しい道を歩む旅路に比べれば、硬直、凝固、反復、常同、空々漠々は物理学の「熱死」に比すべき魂の死にみちびく。毎夜同じ夢にうなされる者は精神衛生が危うい。長期入院中のある慢性分裂病者が「漠然とした黒い霧のようなものが右から出てきて左へ彼を追いつめる」夢を二十年近く、夜な夜な見てきた、と長い治療ののちに語ったことがある。ドイツの精神病理学者ミュラー＝ズーアは、患者の作品について象徴的なものは被覆であり、最も底にあるものは押し黙った具体物だと言っている。私も、きらびやかな妄想の底を突き抜けるとしばしば単純明快で具体的で動かし難い「不死なる意志」に遭遇することを報告した。「操縦士になりたい」「○○嬢と結婚したい」――。「去年《こぞ》の雪いずこ」ながら、これが数十年にわたって持続する。逆に「ミュトス産生」はほとんど自己治療的な衝迫でありうる。

「妖精の病い」(faerie illness) は今日もなお西欧にみられるらしい。それは、普遍症候群の立場からみれば単一ではない。アルコール中毒の果ての振顫性譫妄《せんもう》の際に見える小人たちのこともある。地底の深い鉱山のカンテラに映る壁の凹凸や、森の老樹の幹の木目《きめ》のこともある。盗掘者や花盗人の「風のそよぎに対する驚き」もある。いずれも不安が兆候的認知の優位をもたらすのであるが、また、妖精を見る人が境界に住む人、何らかの境界性を帯びていることも付言しておこう。

六 「個人症候群」概念導入の試み

1 熟知性のなかで起る治療

これらの「病い」は文化依存症候群であろうか。あるいは普遍症候群に入るのであろうか。いずれのことばでもある程度は事態を語りうると思う。しかし語りつくせはしない、とも思う。また、釣り合いを失した叙述をまぬがれないのではないか。たとえば普遍症候群的な部分のみの拡大が起るのではないか。

私の挙げた症例は、普遍症候群で表現すれば何であろうか。はじめの二例(五・4、五・5・(2))は、満田久敏のいう意味での非定型精神病――あるスウェーデンの精神科医によれば彼地でミツダ・サイコーシス(満田精神病)と呼ばれている急性の意識障害を伴う精神病――の枠内に収まるであろう。これは、世界的承認こそ経ていないが、一普遍症候群の位置を要求しているものであって、名古屋より西、神戸より東において(おそらく大阪の一部を除き)日常的に使われている。第三の例(五・6)は、非常に診断が分れるだろう。

私はここで、「普遍症候群」と「文化依存症候群」の他に「パーソナルな病い」、すなわち「個人症候群」をあえて樹てようと思う。「個人症候群」の代表的な一例は「創造の病い」である。しかし、私の挙げた症例も大創造家でこそなけれ、「個人症候群」として私には見え、またパーソナルな病いとして経過し治癒したと思う。顕著な個人症候群の特徴は近代医学的診断が大いに分れることだ。普遍症候群の光が、多くの面や稜で散乱するのだ。しかしまた、すべての患者を「個人症候群」として眺めることもできないではない。いやすでに「思春期危機」「例外状態」などの古典的な名称があって、これらは用例に徴すれば実は「個人症候群」のために準備された容器である。

したがって三つの「症候群」は、それぞれ一つの相《アスペクト》(見方)であるともいえる。同一症例を、どの相から見てもある程度は記述できるというわけだ。しかし、また、いずれによっても完全には記述できない。一般論として、いずれの「症候群」も他の「症候群」を十分説き明かすことができず、また、他を吸収したり、他に還元されない。この差異はレベルの差であると同時に、以下に述べる三つの臨床的認識の型と対応するからでもある。単に古くからの静的な「個別記述的」対「規範定立的」のような痩せた概念ではないと信じる。

「個人症候群」は直接熟知しているか、熟知者を介した(広義の)治療者によって認識され、治療される。もっとも「病い」としてよりも、一つの「失調」として認識され「治療」されるのである。その治療者が「精神科医」である場合には、近代精神医学の装備を使用するかもしれないが、しかし、正統的な近代西欧型の精神科医として行動しえない。もしすれば、何らかの理由で治療者か患者が二次的破綻を起すであろう。

＊

現代の精神医療では熟知者を治療することは禁忌である。それは数々の理由があってのことだ。「客観的に見られない」「治療に必要な距離がもてない」ということである。しかし、そうは言っておられない世界があるはずである。少なくともあったはずである。小規模な熟知者のみより成る社会の歴史が人類史の大部分を占めているのであり、今日でも、人類の相当以上の対人関係が熟知者中心である。ここで熟知者とは「何でも知っている人」のことでは、むろん、ない。家族だからこそ言えないことも数多ある。むしろ、ある程度の秘密を尊重することも「熟知性」の中に入っているはずである。〝じっこん〟性といったほうが分りやすいだろうか。

ここで現代家族の治療はむつかしいという留保を置くべきだろう。近代核家族は、きわめて特殊なシステムである。少数の個体が、重積した役割と価値と原型と生活のモデルを代表し、臨機応変の使い分けを行なう。このような過剰負荷された少数の個人より成る集団においては「可処分性」(disponibilité)が極小である。これは、選択肢が少ない自由度が乏しいという意味である。こういうシステムはきわめて変えにくく、それ自身の軌道を歩みつづける。

私は、熟知性の世界で、治療者とならねばならないことがあったが、そこでは、私は、近代精神医学の手段を時に用いはしたけれども、個人としては精神医学の枠外あるいは境界で働いたと思う。第一、それは私が精神科医になるよりもはるかに前からであった。あの時期の私はそういう役まわりだったのだろう。家庭教師として、大学での友人の聞き役として。なぜか私の下宿には多くの人が来て、政治的あるいは個人的告白をした。そういう時代でもあった。

一般に、七、八人の集団が存在する時、その中で、中心的存在でなく、辺縁かそれより少し内側に存在し、「いくぶんの変り者」あるいはその他の有徴性を持っている人がいる。こういう世界では、精神科医であろうとなかろうと、この有徴者は万能者でも指導者でもなく、さりとてスケープゴートでもなく、一種の助言者、あるいは技術提供者であって、集団全体の治療的機能における一部であり、望むらくはよく統合された一部である。

ここで中国医学のいくつかの実践的特性との関連を考察したい。日本の漢方医学が腹診を重視するのに対して、中国の伝統医学は一言に「色脈舌診」というごとく、顔色と脈診と舌診とに限定し、この三点に徹底的に凝る。私は中国留学生と臨床を共にした二年を通じて、はっとわかった。儒教は、身体を人にみせるのをもともと礼にかなわないとするのだ。それは儒教を最も純粋な形態で奉ずる韓国の両班(ほぼ貴族)階級が、夏にも手首までを蔽い、靴下をぬがないことにもっとも端的にみられるところである。それゆえの「色脈舌診」なのだ。もうひとつ、中国人の医師は近代的な意味での精神療法を行わない。たしかに「康復学」(リハビリテーション学)の本には心理療法の項があるが、主として「怒らせる法」「笑わせる法」「泣かせる法」などであり、そのために主に音楽が使われる。これは熟知者である村医者と村民との治療関係の自然な帰結として理解できる面もあるが、やはり政治権力による「担白」(白状)の際に名が出るのを嫌ってのことであろう。秘密を話すことは、一般に弱味を握られることである。カトリック的告解を通過した西欧のみに、あるいはインテンシヴな精神療法は限られるかもしれない。

2 「治療集団」的側面を持つ小集団

(1) **敗戦直後の年少者集団** 一つの集団の歴史をここで挙げよう。八人から一二人より成る前青春期の親密集団である。「準成員」が二、三人いて、それと「イン・グループ」との出入りはある。しかし、およそ一三歳にはじまるこの集団には、一八歳以後は新メンバーの加入が止まる。一四歳の時に一人が「失調」を起した。かすかな物音が聞きのがせないというのである。もう一人が夏休みいっぱい彼の家に通って、不審な物音がするたびに一日に数十回でも階段を登ったり裏木戸を開けたりして、確かめに行った。「普遍症候群」には無効愚劣とされる行為であるが、それが奏功したのか否か症状は一カ月で消失し、再出現しなかった。

一五、六歳の時までは訪問しあうこととハイキングが主だったようだが、一六歳以後、とくに一八歳以後に誰かの家に泊って話し込むことが加わった。ただし、恒例のように受け容れた家は三軒であった。この寛容の理由は分らないが、父母たちの表情はいつもにこやかだったそうで、いくぶん、自分の子どもがユニークな友人を連れてくることに誇りに近いものを感じていたのだろうか。子どもたちの側の凝集力の一つは敗戦直後の没落家庭のすさみであるが、一学年上の人たちは敗戦直前に入学してすぐ工場に赴いたのであり、二学年あとはアメリカ式の新教育(民主教育)である。それが彼らをユニークたらしめざるを得なかったのだろう。これを示唆するのは、一学年下の人たちが類似の集団を形成し、この両学年は一セットとなり、その上下の学年とは断絶していることである。

(2) 集団の永続性・営為・構造　卒業後も二十数年続いたこの集団の永続性はなにゆえであろう。大学は彼らには「島流し」同然であった。サリヴァンの「一つの時代を生き切ったものは次の時代に入って生きるのが難しくなる」という見解が妥当だろう。彼らは高度成長の始まりのころに社会に出るが、「肝腎の時に人に譲ってしまう」という共通の欠点を自覚していて、それが屈折した自恃《じじ》となっている。

ふだんの彼らは一体何をしていたのだろうか。変哲もなく語り合い散歩し合って、時にそれが深夜、明け方に及ぶだけである。スポーツや趣味は別のサークルに入るかひとりでやり、格別それを他のメンバーに誇示しなかった。何を話し合おうとも、それは彼らのモラトリアム(猶予)の期間を埋めるものであった。したがって職業選択のテーマが大学入学後とくに大問題となり、苛立ちやあせりを交えて話題がこれに集中した時期があったらしい。「一つの時代を生き切ってしまった」彼らには、次の時代へ移るのが人一倍困難だったのだろう。大学で同一種の集団をもう一度建設しようとした者もあるが「二番目は茶番」のことわざどおりだった。必要なのは、もう少し成熟した人間関係であったはずであり、またそれのみが実現可能だった。

集団には周縁集団として「きょうだい」、「父母」がいて、集団に好意的だとメンバーは思い込んでいた。メンバーの兄には哲学者が二人いた。集団は彼らを尊敬していた。あと会社員が一人いた。過半数はメンバーが長男であった。メンバーの妹たちが一時期重要な役割を占めたようである。猶予期間は思春期的猶予でもあったのだ。彼女らははじめ「お茶とお菓子を運んでくる子」だったが、やがて正月の遊びやハイキングに招き招かれるようになり、パースナルな関心も生れて、一般に逡巡を交えた接近がさまざまな程度まで進行したが、ついに結婚もそれに近い関係も生れなかった。二、三歳年少の彼女たちのほうが社会的視野が広かったのだろう。

彼女らは単なる移行対象だったのであろうか。機能としてはそういえそうであるが、一部のメンバーにおいては今も「危機の時に真っ先に思い出す存在」であるような心的刻印を残したらしい。移行対象は力動精神医学が指摘するように本人の妹が果していたのだろう。

精神科医ならば、潜在的同性愛傾向の程度あるいは顕在的同性愛の有無を問題にするであろう。力動精神医学的には発達性の潜在的同性愛集団である（あった）といえるが、しかし、それはいわば定義によるもので、個々の傾向は区々《まちまち》であった。が、顕在性同性愛にはおそらく至らず一人の自殺者と二人の晩婚者を除いて二六歳前後で結婚する。面白いのは、

〃族内婚〃では相互に沈黙していたメンバーが、〃族外婚〃にあっては陰に陽に活躍し、時にシラノの役をも演じたことである。感情的にきわめてストイックな一人が二三歳で鉄道自殺をとげた。おそらく、彼のサインを集団は見のがしていたのである。彼は、普遍精神医学による診断と一時的治療を受けているが、集団は診断を、果してそうか？という程度にしか受け取っていない。別の首尾一貫したストーリーが集団の中に生れているが、このストーリー作製を普遍精神医学のほうは「集団の自己治療過程」と呼び、力動精神医学では「喪の作業」と見るであろう。

(3) 困難への対処

これを例外として、このグループは「治療集団」としておおむね成功したと判定してよいだろう。まず、生理的心理的成熟と社会からの成熟容認との間の一〇年間の猶予期間を通過するのにいちおう成功している。

第二に、その途上で発生する諸種の困難に対処(cope with)しえたのであって、困難には、父母の不和から端的な食料不足までがあった。この集団が、学級という大きな集団の中にあって、地理的にも階級的にも周縁的存在だった点は注目してよいところである。グループの成立は、遠距離通学者であった。また大半は、その学校には稀な旧地主、山林主、利子生活者、個人商店主あるいは発明家であった。敗戦は彼らの生計を一変させ、多くの父親はなすところを知らなかった。各家庭の受容的姿勢には、苦悩する階級の次の世代への期待も含まれているだろう。一部のメンバーは、父親代り、母親代りを、他のメンバーの父母に求めたのであって、その父母たちは、マレーシアにおいて父母が経済的責任を、オジオバが精神的責任を持つといわれる、その後者のほうの役を果した。

この集団は意外な現実能力を示したことがあった。メンバーの一名の父親が詐取された不動産を少年たちが有能な弁護士の助けを借りてであるが、奪還したことがある。大学卒業後、職を三転した者は一人しかおらず、それも、中程度の成功は収めている。この集団は、学級の少数派として、まとまった一勢力をなす必要があったらしい。彼らは、その必要性を疎開先における被迫害体験から小学生時代に痛いほどさとっていた。

この集団はあまり定期例会を開いたり、昔をなつかしむことはない。しかし劇的なことが、メンバーが四二、三歳の秋に起った。一人が急速に進行する悪性腫瘍に倒れた。その死までの二週間、医師であって当時国内にいた三名は、主治医をつとめた一人を除いて、身分をあいまいにして、業余の時間を医療補助、介護、時には汚物処理から使い走りまで行なった。事が終ると、彼らは何ごともなかったように職場に戻った。ふだんは消失したかに見える集団のパワーがなお存在していたことを示した例であった。

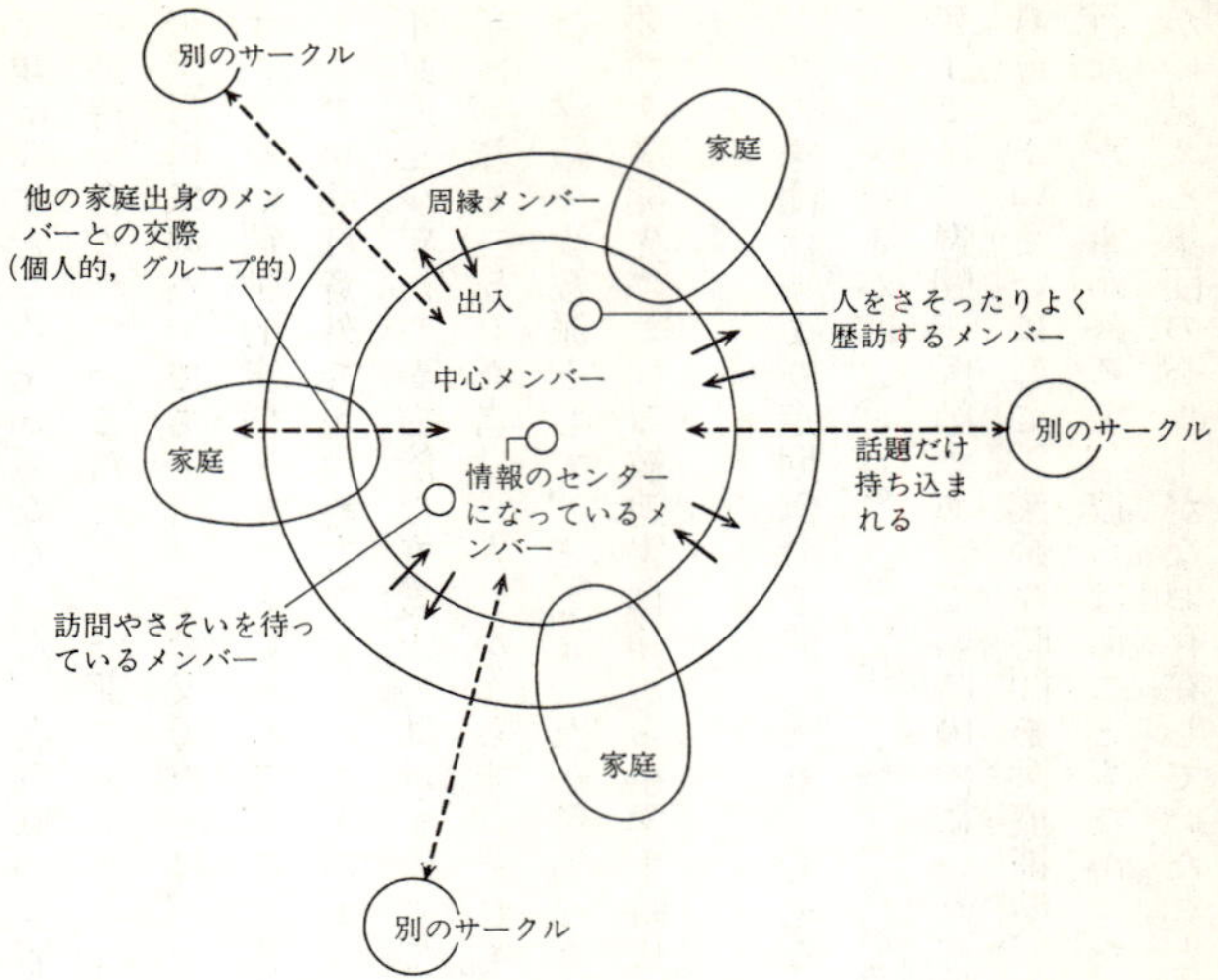

図4　平時のメンバー

このような集団は、青春期以後、「その目標を達成した対人関係の場は消失する傾向にある」というサリヴァンの法則にしたがって消失してしかるべきである。それは実際、顕在的な集団としては消失したのであって、一部のメンバーが夢想したような「家族ぐるみの交際」は全然起らなかった。

これを存続させた力は、実に時折の「個人症候群」の発生であって、それはこの集団が単なる「仲よし集団」でなく、社会的階層的困苦の時代を生きとおすための「治療集団」の性格をも併せ持っ

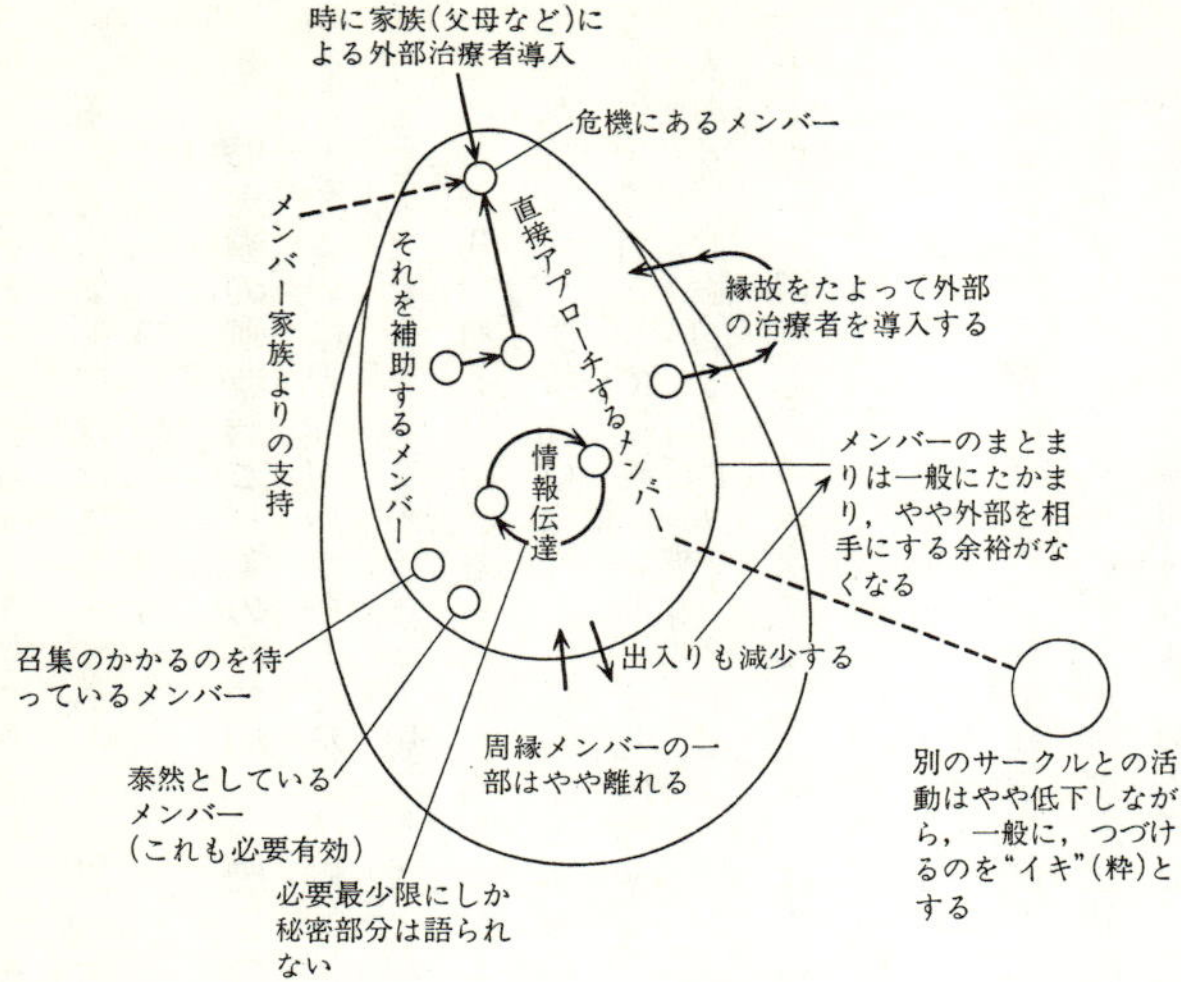

図5　「治療集団」化したメンバー

ていたことを示唆する傍証である。「治療集団」といっても、外部にむかっての治療ではなく、一般に「個人症候群」の治療がそうであるように重点は内部治療にある。

実際さきに述べた二人のほかに「個人症候群」がある間隔を置いて起った。それが、高校の卒業期、大学の卒業期、中年期において起ったのは別にあやしむに足らないかもしれないが、「一つの時代を生き切った人間」が次に移る困難の刻印を受けていることも考えに入れる必要があるだろう。自殺者以外に普遍症候群として近代精神医学との関係を持った者は、さきに自殺した一名を除いて三名ある。これが歴史関係の人であることは偶然ではなさそうである。

(4) 歴史家の職業病としてのうつ病

一般に歴史学的な作業をやるものには、その職業病といってよいほどうつ病が多い。私が比較的長大な精神医学の歴史を執筆した時、このことを思い合わせて「なるほど」と思ったことがある。精神科医の資料ならば、生きて動いている人間である。抜け落ちたところや辻つまの合わないところがあれば、当人に聞いてみればよい。直接聞けなくとも推定する手がかりはあるものだ。精神科医はまた、たいていは治療者として現場にいる。事態に関与し、場の一部である。むろん、そのための盲点もあり、理論的なアポリアさえある。

たしかに「関与しつつ観察する」ということは、精神医学的アプローチの必要条件であるのだが、同時に、関与と観察との間には相反関係がある。実際、精神科医のカルテというものは、中程度の重要性のあることがいちばん詳細で脈絡があり、きわめて切迫した面接の記録はふつう粗略であり、一般に消極的な気のりのしない記述でしかない。一見非常に無事に過ぎる時のカルテに、叙述密度と正確度は、かえって、近づく。

歴史家に比べれば、精神科医はいかに楽なことであろう。なるほど両者はともに一つの、腑に落ちるような(plausibleな)ストーリーが見えてくることに関係する作業であり、各々「臨床眼」「史眼」というフシギなものを要するが、歴史家の作業では、過去の人を呼び出して聞くわけに行かない。また精神科医なら、文書、聞き書きのたぐいを文字通りに読むことは少ない。極端に言えば、「こう書いてあるから多分こうではないだろう」と読むほどである。私は、歴史家のいとなみの現場を少ししか知らないのだが、懐疑精神を精神科医は主に内容に向け(私はことを大変単純化して言っているのだが)、歴史家は、史料批判という形で史料の信憑性あるいは歴史学的真正性に向ける。歴史家の禁欲性は、史料の存在しないものを以て語ることをみずからに容易には許さない。松本滋が本居宣長の日記の中にある母の死後の空白の長さに注目したのは例外的事態である。一方は「症例を以て語らしめ」、他方は「史料を以て語らしめる」。こうみれば精神科医と歴史家の目標の差は必ずしも大きくないが、途中の経路は大きく違う。私と同類項的な精神科医にとって、史料とは自由連想の出発点であり、到着点でもある。われわれならば現存する事実にはほぼ確実に接しうるし、できなければ仮説が大幅にゆるされる。だが歴史家は、矛盾する史料と史料が同じ確実性を持つ時の決定に非常な努力――精神衛生にとくに悪い質の努力――を払う。いくら足を伸ばしても着底しない泥沼を進む思いが、歴史家には、あるのではないだろうか。また史料がない時の歴史家は空想の禁欲をみずからに強いて苦悶することがあるようだ。

歴史学と精神医学の共通点に、「科学であるか否かを疑わしい目で見られること」がある。自身も十分意識していることである。その一方、力動的観点を全くは放棄しえないことも似ている。さらに、精神医学と歴史学は、二つの永遠の厄介、すなわち精神医学における疾病分類と歴史学における時代区分にまといつかれている。いずれも、なしでは済まされないが、先験的に区分できるかどうかが不明であって、少なくとも臨床的(実際的)判断概念(土居健郎)である。それなのに、ともにこの二つについてはソフィスティケートされた議論が延々と続く。もっとも、時代区分論争のほうが、少なくとも歴史学の左半分においては、われわれより深刻らしい。

そして、歴史に興味を持つ人すなわち過去に興味を持つ人は、木村敏のいう post festum 的な人、いわば(微分でなく)積分回路的な人、日本の精神医学で(ドイツ精神医学以外では承認を得ていないけれども)「執着性気質」といわれる、几帳面で、飛躍をみずからにゆるさず(結果的には「綿密」になる)、やや高きにすぎる自己への要求水準とそれにもとづく課題選択にしたがって範例枚挙的に無際限の努力をしながら(「仕事の重圧につねに押しつぶされていたい」(若き日のウェーバーのことば、マリアンネ夫人による))、つねに不全感からのがれられず、しかも、緊張と高揚感とを職場を去って自宅へ戻ってからも持続する、という人であることが臨床的には多い。公刊されている事実として、維新史研究者・服部之総の生涯をかけたうつ病との苦渋な共存を挙げる。

歴史家のうつ病も「うつ病」であるし、そのようなものとして治療しうる。このグループの中から出た三人の歴史家は(躁)うつ病としての治療を必要としたのだが、しかし歴史学の職業病すなわち歴史家集団という下位文化における一つの「下位文化症候群」と眺めればさらに細かいひだが見えてくる。一〇年ないし三〇年に近い病いとの苦渋な共存をつづけているのは理由のないことではなさそうだ。少し抑うつ的で、みずからに満足を容易にゆるさない時の仕事が緻密なすぐれた論文と評価される傾向がある。これも一種の「創造の病い」との関連で眺められないわけではないが、執着性気質の歴史家は「創造」ということばを、自分の仕事になじまないものとして斥けるようだ。

軽いうつ状態は、二、三人が起したが「個人症候群」として経過した。内部治療的に十分に対応しえたわけである。

(5) ヒューマン・ファクター　もっとも魅力的人物として友情をもとめられた人たちは、いくぶん分裂病親和的な人である。彼らはよき聞き役であり、聞き流し役でもあったが、時にメンバーの窮地にあたって、求められれば電算機をしのぐ正確さと緻密さで解決策とその手順を提示するという、放れ業を演じた。いくぶん分裂病親和的な人への憧憬とそれによる呪縛が、この集団の青少年期におけるかくれた凝集力の一つであった可能性がある。しかし、分裂病親和的な人も、「いつも誰かが心をむけて(zuwenden)いてくれる」として、それを貴重なものに感じていたことが中年になって分ってきた。逆に(躁)うつの気分変化に慢性的に苦しみ、自己の評価感情がたえず高下するのに悩むメンバーは、ある時、分裂病親和的なメンバーを指して「彼は神々しく見える。いつも変らないから」と語った。インフォーマントは「あいつはああでしかありようがないのさ」と言ったが、これは貴重な私の治療的ヒントとなった。(躁)うつ病者に対して治療者は、同じことばのくり返しを避けず、それよりもさらに包括的に、本質的には同一の態度をとりつづけ、上下に揺れ動いてやまない世界における「定点」であるのがよいことを教わったのである。治療者が好転悪化に一喜一憂することも、頻繁な薬物処方の変更も、二次的な波をつくり出して患者を苦しめ、病いを長びかせやすい。とにかく、さまざまな気質の人々が、小集団への加入あるいはこれとの接触によって、ひそかに、しかし持続的に精神衛生を維持してきた機微がありそうだ。(躁)うつ病親和性の人のほうが客となり、分裂病親和性の人の家を訪れる傾向がある。逆になると一方は緊張と気くばりで疲れてしまうようであり、他方は早々に切り上げて帰りたくなるようである。

＊

最後に、もっとも不安定で多少はブリリアントかも知れないが大いにクレージーであるとみられてきたメンバーが精神科医となったそうである。

⑹ 少し違った他の例

このような小集団はさまざまな形をとって現存する。

たとえば、ある都市の「優秀」小学校・中学校・高等学校を通じての同窓生たちは、たえず情報を交換し、これによって、またサブリミナルな伝達によって、二十数年後に至るまで誰が何をしているかをおのずと熟知しており、相互に有形無形の援助を行い、同窓生が(同級生に非ず)通婚し合って、遂に厖大なネットワークができあがっている。このネットワークに属している者は、初対面でただちにうちとけて親密《インティメイト》な話題に入りうる。実際、おどろくべきことに声調まで即座に友人のトーンになる。これは、その都市においてはある階層の「優秀児」の進むコースが少数であり、転勤などしない安定した家族が中核群として多数存在し、かつその家族が比較的多産であるというかなり狭い条件が存在してのことだろう。

いろいろな小集団がある。たとえば、血縁性および旧藩時代の士格・身分というパラメーターが重要である集団。あるいは、神戸近郊のヨットハーバーのごとく、外国人とくに西欧人の孤独を救う重要な機能を果しているかくれたインスティテューションもある。日本人オーナーのヨットに西欧人クルーという組み合せがみられ、見ていると、海上のヨットというものはコミュニティへの加入と孤立無援感の予防治療とに実に有効な道具と分る。少なからざる者の来日動機に挫折体験の先行することは個人的面談を求められて知った。むろん——何ごとも相互作用である——英国人クルーは、オーナーに対し絶対に服従するが、日本人オーナーも日本人クルーが乗組んでいる時よりもいくぶん「ジェントルマン」になるようだ。これらからみるとさきに出した例は、むしろ不毛の地に小集団をつくりあげようとする少数派の努力によるもので、その無理が「治療集団」の性格を強め、反面、新しい血縁集団への転化を阻んだのであると思う。

むろん自己維持的小集団が、いつでもどこでも必ず治療的なのではない。科学者の集団として「治療」的意味を持つものを挙げるとすれば、戦前の一時期の「理化学研究所」であろうか。これは科学者集団という一つの下位文化に属し、その文化依存症候群である「科学者のスランプ」は、普遍症候群のことばではせいぜい八割しか記述できない。しばしばなされるけれども「うつ状態」程度の診断では、ほとんど何も語らぬにひとしい。

逆に科学者下位文化においても、きわめて「非治療的」「破壊的」文化複合が存在しうる。このような集団は慢性の欲求不満状態のままいつまでも存続し、解消せず、そのうちに成員が視野狭窄を起して、次第に閉鎖的となり、ついには、集団内の問題が宇宙的大問題と見えてしまう一方、外部にとっては集団の意義はあるかなきかになり果てる。このような集団の治療には解体かメンバーの総入れ替えしかないのであるが、残骸の持って行き場に困るので、一般には放置され、結果として孤立はさらに深まる。

この内部においては、もし病人が発生すれば、場のダイナミズムはむしろ好転の方向に向かいうるのであるが、ふしぎに病人は発生しない。一般に家族研究、とくに日本大学グループの長期にわたる家族研究から私なりに憶測したところによれば、病人が好発する集団の病理性は中等度である。

すでにサリヴァンは、一九三九年にナチスのごとき「病理集団」の発病抑止力について語っている。非病者の中には、病気にならなくてよい人もあるが、病気になる能力に欠ける人もあり、病気になれないために苦渋な生活を送り、ついに解決としての、集団のルール違反あるいは犯罪を選ぶ人がある。「割りの合わない犯罪」「立派な社会人のバカげた小犯罪」は、人知れぬ苦渋な生活の行き着く果てでありうる。逮捕された人間は時に晴れ晴れとした表情をしているではないか(後出図11・図12参照)。

いいかえれば、「病気にならなくても困らないひと」「すなおに病気になってすなおに困るひと」「すなおに病気になるがふしぎな困り方をして、それが新しい困りごとの発生源になるひと」「すなおに病気になれず、かわりに周囲のひとを困らして一見本人は晴れ晴れしているが、心の底では〝何かうまくいっていない〟と感じつつ生きているひと」がいる。いちばん最後のひとが時に社会的に指導的地位に就くことがあって、そういう時には「ナンバー・トゥー」が過労死を遂げやすいからおそろしい。

七　三症候群の文化精神医学に向かって

1　深い治療と個人症候群性

個人症候群、文化依存症候群、普遍症候群が、相《アスペクト》、すなわち見方の違いであると記した。しかし、私は、この区別が全く主観的なものだというつもりはない。山は、見方によって山容を変えるし、山を同時にすべての角度から見ることはできない。しかし、たいていの山には、その山のさまざまの面を良く見ることができる「特権的角度」とでもいうべきものがいくつかある。どの角度が前に出るかは、また、治療者(と患者)のおかれた状況の関数でもある。

ここで一九世紀における二重人格のすぐれた治療者たちが、第二人格、第三人格などに対して、人間としての畏敬の念を以て接していたことが、さまざまな報告から読み取れることを重視したい。それらを患者の人格が産み出した病的な産物(by-product――余計なつくりもの)と考えていては、どうもうまく行かない。この他の点も含めて彼らの治療的英知には驚くほかはないが、これは普遍症候群に対応する形の治療からは生まれえなかったと思う。ジャネの場合、患者の訴えは、キツネツキのような「文化的レベルにおけるステロタイプ」ではなく、はるかにパースナルであって、これはジャネの治療者特性でもあろうが、とにかくたとえば、患者がなぜコレラ恐怖になっているかを、古い深井戸に降りるように、患者の過去へと探って行った。これはもう、対個人症候群的アプローチに膚接する。この下降には、患者と治療者を時に破滅させるほどの危険が伴うことは力動精神医学がさまざまのことばで警告するとおりである。しかし、力動精神医学が、熟知者の治療、すなわち、私のいう個人症候群の治療として始まり、みずからを鍛えてきたことは歴史的事実ではないか。人工的夢遊病型磁気術の創始者ピュイゼギュール侯爵の最初の患者ヴィクトル・ラースは彼の作男である。そして侯爵は、この少年時代からの相互熟知者に対して、治療の過程で知った、その姉との確執の解決に有効な助言を与えた。

「病者への畏敬」ということは軽々に語るべきことではなく、シュヴァイツァーふうの神々しさにも問題はある。神々しい治療者には患者は俗っぽい悩み——九割九分はもとを辿れば四大欲望のからむ通俗的苦悩である——を語れず、煎じつめれば「あるべきか、あらざるべきか」ということになり、「あるべきである」という必要十分の理由など人生にない——だから人生は面白いのだが――から、「あるべき根拠の不足」によって死ぬという不幸になりかねない。しかしなおごく低声で、私はこの畏敬について語りたい。そもそもいったい誰が「殺せ、殺せ」という幻の声を内に聞きつつ、なおひとりも殺さずに、むしろ恐縮して生きているというりっぱな生き方ができるであろうか。私だと一人二人は危ういおそれがある。

熟知者の治療は、困難であり、できる限り避けるべきであるが、力動精神医学は、この困難の挑戦を受けて鍛えられた。一般に治療は深まれば深まるほど、熟知者に近づくのは当然の成り行きであるから、フロイトの偉大なインヴェンションは、「患者を映し照らし出す鏡の立場」に身を置くことをはじめとするこの状況に適合した治療的枠組みの設定にある。

しかし、かなり成熟した患者相手でなければ、この貫徹が不可能なことはバリントの指摘どおりで、たとえば、境界例といわれる患者たちは、テレパシーの能力があるかとさえ疑われるほどに治療者の個人的事情や内心の秘密を言い当てる。少なくとも担当の治療者はそう感じることが多い。治療者は患者にのめり込み、ルール違反を重ねる。「見すかされているからにはルールは無力だ」と思ってしまうのだ。フロイトさえ、「狼男」といわれるロシアの青年に対しては、自分の設定した枠組みを守れなかった。ロシア革命後は生活費を援助したり、結婚の、次いで離婚の面倒を見ている。一九一〇年に得意の絶頂にあったというフロイトだが、この年に狼男が出現すると、人生に奇妙なかげりや波風が立ちはじめ、その後、二、三年のうちにアードラー、ユング、シュテーケルらとの決裂が相次いで起る。これは、狼男を背負い込んだためのフロイトの精神衛生の低下、余裕の消失でありうる。このような個人症候群のレベルにおけるすさまじい患者と治療者との心理的暗闘は現場を踏んだ者には痛いほど分る。その過程で治療者は周囲から孤立しがちである。ようやく長年の孤立から脱したフロイトが再び孤立への道を歩む分岐点に、私は「狼男」の影がさしはじめているのを感じてしまう。

この、個人個人が孤立した、相見知らぬ市民より成る近代における力動精神医学の問題は、いかに巧妙かつ安全に個人症候群に対処しようとするかにあると私は思う。実際、二〇世紀の合衆国においては精神分析医はしばしば牧師の代役をつとめてきたのであって、力動精神医学の栄光も悲惨も集約されてそこにある。

力動精神医学の卓抜な工夫は、転移・逆転移（あるいはこの現象を何と呼ぼうとも）の発見である。治療者は、擬似熟知者と無記名的治療者との二役を演ずる。それは離れ業(tour de force)である。たしかに関係それ自体の中には治療力がある。しかし同時に、転移・逆転移分析は、無限に相互を映し合う、向い合った二面の鏡のごとき状況の中に道を見失いやすく、この分析を徹底して遂行しようとするのは治療者もクレージーになる危険を冒すことである。

この地獄の底からも普遍症候群は見えないわけではない。力動精神医学は、実際、普遍症候群の診断体系を大幅に承認しても格別の支障を来さない。ただ、診断名は、表紙と裏表紙とに記されているにすぎない印象が時にする。

2　三症候群の構造的基底

(1)　病いの深さ・古さ・患者の発達との関連　三症候群を主に相《アスペクト》の相違とは言ったが、やはり、主として普遍症候群、主として文化依存症候群(あるいは主として個人症候群)として見るべき病いがそれぞれあるのではないか、という問題は、なくなっていないと思う。

一つの示唆は、患者の表現活動から来る。アメリカとナイジェリアとネパールとニューギニアの分裂病者に、それぞれ、絵を描いてもらって比較した報告である。それによれば、発病期および回復期の時には、それぞれの文化のステロタイプの絵を描いたそうである。ナイジェリアでは、チュチュオーラの『やし酒のみ』にあるような世界の絵を、ネパールでは仏画のような絵を、ニューギニアでは、楯の文様の絵を描く。しかし、病いが深まると、いずれの文化圏とも区別のつかない、混沌としたパターンを描く。このように重症ほど文化の差異が現われないことは、分裂病だけでなく、老人性痴呆にも、精神発達遅滞にもみられる。

深さの問題としてとらえれば「マスクされた精神病」masked psychosis のある一方、神経症が精神病（あるいは身体病）をマスクすることも多い（"masking neurosis"）。ヤップは、文化的変異を基礎的な病いの被覆《うわおおい》（overlay）と考えていた。

私は精神病に、非常に古い時代に有用であったものの空転と失調の行きつく涯をみた（『分裂病と人類』一九八二年）。分裂病と、うつ病の病前性格の一つである執着性気質の二つについてであったが、要するに、人類に骨がらみの、歴史の古い病いということだ。これは「文化依存症候群」のほうが古型であるという通念に逆らい、いずれにせよ証明はできないが、より整合的な臆説でありうると思う。むろん文化依存症候群の総体が新しいのではなく、表現型の可変性が高いという意味である。

分裂病が人類の一％をひとしなみにおかす病いであるという精神科医の通念は、必ずしも十分立証されているわけではない。三％という生涯発生率の高さのアイルランドおよびアイルランド系移民、クロアチア人（トリエステはほとんどクロアチアである）があるほかに、そもそもアフリカの奥地とスカンディナヴィア三国とはとうてい同じ精度ではありえない。この三国は国民総背番号制を実施し、たとえば「一卵性双生児で片方が養子になっており、片方だけが分裂病」という全症例がボタン一つおせば出るとか出ないとかいわれており、彼らのみごとな双生児研究は標本の無作為抽出ではなく、全児を基礎としたものである。しかしそれにしても人類の一％前後という病いは、疫学的には説明のつかない不思議なものである。遺伝病は地域的に大きく偏るものである。伝染病しかり、その他の変性疾患またしかりである。人類に非常に基本的に有用不可欠なものの少しのズレではないか、という考えを捨て切れないゆえんである。すべてのガン遺伝子が細胞の生命活動に必須の遺伝子であるように――。

逆に、軽症な人のほうへと目を移してゆけば、文化的ステロタイプの中から次第に個人性が卓越してくるのではないか。すなわち文化依存症候群から、普遍症候群の反対側に個人症候群にむかい、次第にその色を濃くするスペクトル帯があるということである。力動精神医学が長く神経症に自己限定し、フロイトが精神病治療に対してほとんど忌避に近い態度をとったのもおそらくそのためだろう。これらの関係を図6に示した。

また、発達期によって、個人症候群的な側面が卓越したり、逆となったりする可能性がある(図7)。近代都市に住む成人における普遍症候群の卓越に対して、部族社会あるいは村落に住む成人は、個人症候群と文化依存症候群が同等の権利で出現し、相互の距離(類似性)も近づく。青春期には、個人症候群が大きく、かつ、他の二症候群と、はっきり弁

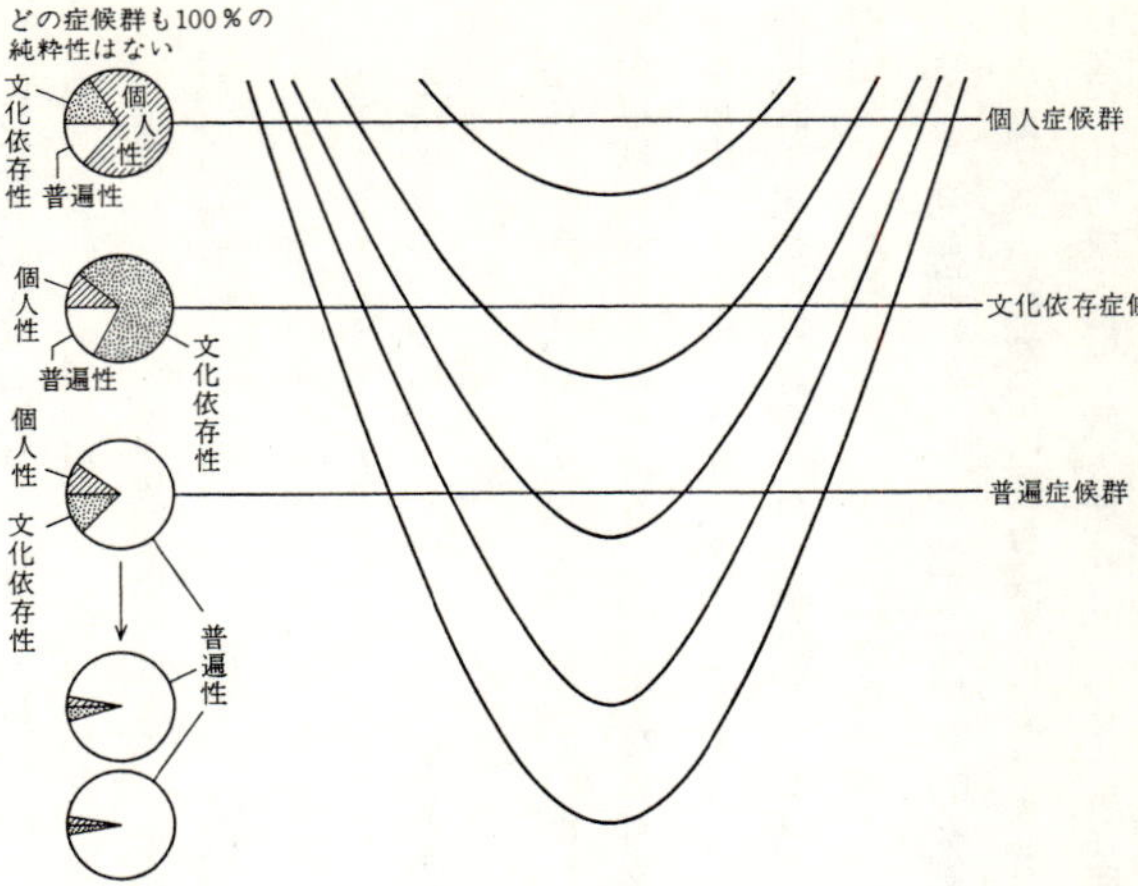

図6　三症候群にありうる病いの深さの違いという側面

別しうる距離にある。（かつて三〇歳以後の人に本格的な精神分析はできないといわれていた。）文化依存症候群と普遍症候群との距離はせまく、混交に近い。幼小児では、三者は相近く、普遍症候群が十分抽出できない。普遍症候群とは、西欧型都市住民かつ成年期（わが国でいえばおおよそ一八歳以上）の患者にもとづく体系である。精神医学の宿痾である「分類したい病い」にもかかわらず、児童精神医学は、症候群あるいはそれ以下の包括的で漠然とした診断システムを用いつつ日々の実践に支障を来していない。

(2) 治療者側の問題と開眼の仕方　精神科医という職業集団内で流布している小話がある。若い時のほうが診断がうまく、中年になると診断の切れ味がわるくなり、代って患者の生活が見え出す。さらに老年に近づくと、診断はまったくといってよい程つかなくなり、その代り、患者の状況と人となりが見えてくる、いや、診断もつかず、人柄も状況もそう分らない（定式化できないという意味である）のに何となく治療ができる、とさえいう。これは、自嘲でも、風刺でもありうるが、おそらく事実である。若い時は、普遍症候群しか見えず、中年になると状況——すなわち文化依存性がみえて来て、さらに進むと個人症候群として見えるという含蓄がある。

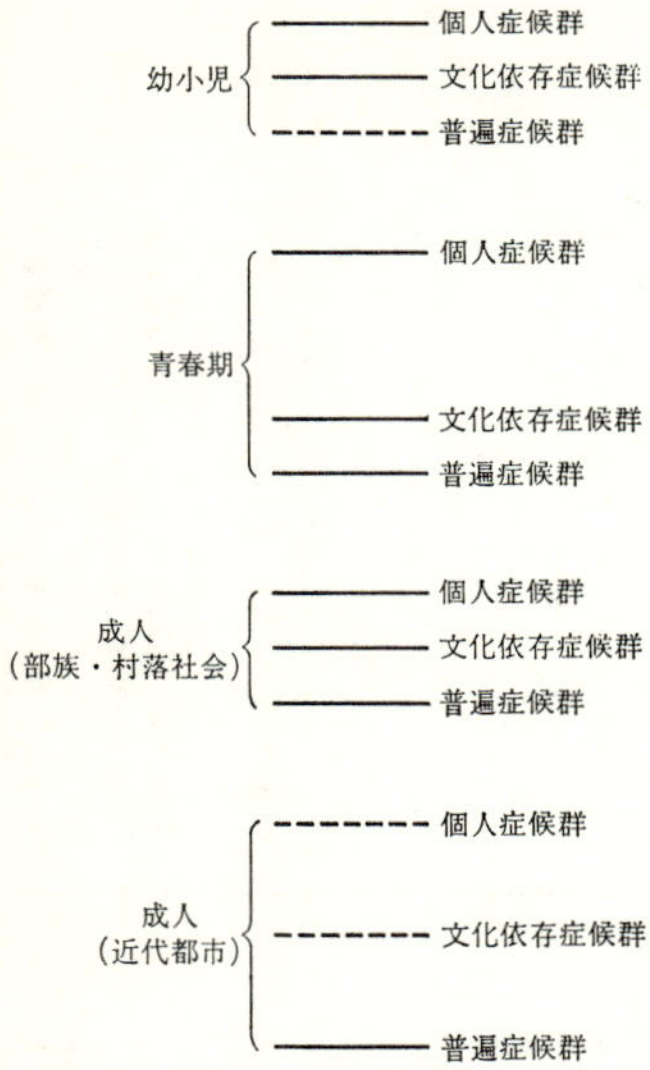

図7　各症候群の卓越性と相互の“距離”

似たことが、異文化に外国人治療者として近づく時にも起るらしい。例は精神医学ではないが、ネパールの山村で十数年医療に当ってきた岩村昇・元神戸大学教授の直話である（図8）。

近代医学による外来者の医療

「ドクター・サーブ」の統率する近代的医学陣，医療機器，医療イデオロギーによる“宣撫”医療

スピーカーで村人を集める．少数の患者が，はじめはしぶしぶ，次いで，わんさとエックス線《レイ》をかけにくる

↓

ドクターは，結核患者が絶望的に多いのを知る．村人は「エックス線《レイ》」をかければ病気が治ると思っている．ドクターの絶望

⇩

外来者ドクターのイニシエーション体験

ドクターはその国の研修医をつれて指導中，細菌性赤痢にかかる

↓

ドクターの困惑，他にドクターはいないし，医療材料もない

↓

村長にあう．村長は窮地のドクターに「アプノ・マンチエ」(身うち)の待遇を与え，

↓

ドクターは「日本の医学博士」の面子を捨てて呪術医(ふだんは農民)の治療を受けて――治る！

↓

ドクターの開眼

⇨

開眼と受容

呪医と村長に村の病人を教えられる．彼らは村のすみずみまで，何代以前まで，各家の疾病状況を熟知している

↓

並行(共業)医療

ドクターは呪医にみちびかれて，「村の病人」が“みえ”はじめ，どこからどう治療していったらよいかという戦略が立ちはじめる．試験的に医療をする．呪医は呪医で治療をしている

↓

ドクターと呪医の接近

呪医はドクターに病人を教え，病人は呪医の紹介と臨席によって安心する．呪医はドクターから少しずつ医療知識を学びはじめる

↓

協力治療

呪医の治療にドクターが技術的に協力し，その他に助言や助力をする．呪医の治療力あがる．ドクターも協力者・補助者となって治療効果が目にみえて上る

⇩

相互の友好的“征服と融合”

村の結核は減りはじめる．ドクターは，結核孤児を養子にとりはじめる

図8　ネパールにおけるI氏医療の段階(責任は作製者中井にあり)

話は、この発展途上国の無医村に近代医学を適用しようとする試みにはじまる。氏は、課題の重さを知悉していた。多少の自負もあった。しかし結果は失敗で、村人は、エックス線をかけるというすばらしい近代医療によって結核が治るのだと思い込み、滑稽といえば滑稽だが、当人は泣くに泣けないところにはまり込む。そこに偶発事が起る。氏は土地の治療師の治療を受けさせられ、率直に本に書いているとおり「日本の医学博士、T大助教授ともあろう者が」という内心のはげしい抵抗を覚えながら苦痛に耐え切れず、結局治療を受けて、そして——けろりと治る。

この困苦の時に氏は、村長が氏を身内と思っていたことを知る。氏は「ドクター・サーブ」(サーブはインドで〝白人の旦那〟につける称号)から変容する。村長と呪医にみちびかれて村の病いと文化の細かなからみ合いが見えてくるようになり、それに支えられて治療者としての自信を取り戻し、治療は進行するが、次第に、呪医の治療の協力者、テクニカル・アシスタントでさえある自分に気づく。しかし、やがて「それでよい」、次いで「それがよいのだ」という認識に達する。ある意味ではネパールが岩村を征服したのだが、されることによってまた、ある意味では岩村がネパールを征服したのである。この友好的相互征服の過程で、岩村は、結核孤児を養子にしはじめる。おそらく、個人症候群が見えはじめたのは、養子とともに暮しはじめた時からであろう(この段階の媒介者として、むろん、岩村夫人の存在が大きかったことは言うを俟たない)。

3 医学的認識の二方法との関連

三症候群は非対称的である。普遍症候群は、診断体系をつくることが、つねに可能である。少なくとも、実用的体系の作成は可能である。それはほとんど定義によってである。そうでなければ普遍症候群でありえない。また体系はある局面においては必要である。航空管制官が全世界共通のことばで語らなければならないのと、全く同じ必要性である。

個人症候群になると分類は困難である。患者の名を取って、中井病、山口病というのはナンセンスだろう。しかし、果してそうか。(文化依存症候群は両者の中間であっていみじくもそれぞれの地方での呼名がそのまま世界に通用している。)

普遍症候群と個人症候群は、医学認識の二形式に対応していると私は思う。

第一の形式は「定義方式」である。「以下の条件を満たしたものを○○病という」という定式であり、古典的なのは、「コッホの三原則」であって、これを満たしたものを○○病の病原菌とし、逆に、○○病は○○菌が〝原因〟で起るとする。(「逆にいえば」といった時、このテーゼは逆転させて良いのか、つまり、菌の存在は必要十分条件か、という反論があるはずである。むろん、そんな場合は例外で、狂犬病ウイルスとあといくつかだけだ。たいていは、疾病を構成する多くのパラメーターの一つにすぎなくて、必要であるが十分でないものである。）精神医学では、病原体のないものが多いので、リューマチズムにおける「ジョーンズの基準」のような操作的定義、たとえば「以下の条件八つのうち五つを満たし、かつその持続期間が〇カ月以上である時を〇〇病という」という形式になる。一九八〇年以後の米国診断基準のスタイルである。ジョーンズと違い、条件に重みづけをしないのは、精神医学の洗練度が不足なだけのことだ。このアプローチは、医療関係者同士の連絡として重要である。それは、航空管制官同士とか航空管制官とパイロットのような比較的遠く、個人的感情を交えない「機能的関係」とでもいうべき関係において最大の意義がある。同じ病院に数年以上つとめた医師は、受持患者について語るのにもう少し違ったことば、おそらくその病院という一治療文化のことば、あるいはもう少しパースナルなことばを自然に用いるようになる。国際分類はたかだか開き直った議論の際の引き合いに出されるものとなろう。

もう一つ、「定義方式」が有効な場合は、緊急医療、とくに救命の場合である。どの処置をどの順序で適用し、その際どの段階で何に気をつけ何は必ずどうしておかなくてはならない、という定式を身体に覚えさせてキビキビと機械的に行わなければ、ヒポクラテスがすでに挙げている「時間」という医療上最大のパラメーターを、不利な方向に、かつ取り返しのつかない形で動かすことになりかねない。この際、鑑別診断に急を要する事態がありうる。きわめて単純明快な鑑別診断表とは、このためのものである。

しかし、これがすべてではない。第二の方法があって、これが人間的認識のもっとも鋭敏で繊細な方法である。それは、法律学における「実定法」(大陸法、ただしスコットランドを含む)に対する「慣習法」(英米法)に比すべきものである。

私が、臨床認識の方法の第二として、毎年学生に講義しているのは、こうである。「医者になってはじめて出あった患者の名をAとしよう。A氏の病いをかりにA病(中井病、山口病というふうに)名づけておく。次に、どこか似た患者が現われたとする。この人の病気をまずA病ダッシュと名づけて、それから、どの点が特に顕著に共通性の印象を起させたのか、両者を比べてみて、共通点と相違点はどこだろう、ということを、家族的、社会的環境まで含んで吟味してゆく。これは臨床経験を積む確実なエンピリカルな方法である。」

これは、伊藤整の小説『鳴海仙吉』で、主人公が人の顔を覚える方法として説いているものであるが、現在はともかく、伝統的フランス医学は、この方法を学生にすすめていたようであった。また、聞くところによると、満田久敏が非定型精神病を抽出する時に用いた方法であるという。コンピュータ解析におけるクラスター分析に似ているが、静的なデータ分析でなく、分析を行いながらたえず新しいデータを加えて行くのだから、通時的＝自己修正的＝自己増殖的なクラスター分析というものを仮想すれば、私のいわんとするところにもう少し近いだろう。

また、精神科においては、似た作用の薬が多数あり、選択に迷うことが少なくない。第一の方法によれば、○○病についての第一選択、第二選択……を決めておき、その順に適用することになろう。ところが、そうは問屋がおろさないことがある。その時、精神科医の頭の中では、この第二の臨床認識が働き始めるはずである。きわめてポピュラーな薬ではそれ程でもないだろうが、それでは済まなくて使用頻度の少ない薬を使おうとする時、意識的、無意識的に、似た顔つき、体格、肌の色、しゃべり方、家族との関係など、この薬を使って効いた患者のことが頭に浮ぶ。ある程度以上の臨床認識は、もっぱらこの方法によって増大深化してゆくのであると私は思う。それは、第一の方法に比べて情報量が格段に多く、第一の方法だけでは、碁や将棋で言えば定石程度以上に出ないからである（しかし、むろん定石を知ることは必要である）（図9）。

ついでに言えば、文化依存的な認識もあって、主にケースワークに関連して働くものと思う。生半可な民族論的知識が眼の梁になって個人をみない事態はもっとも避ける必要がある。しか

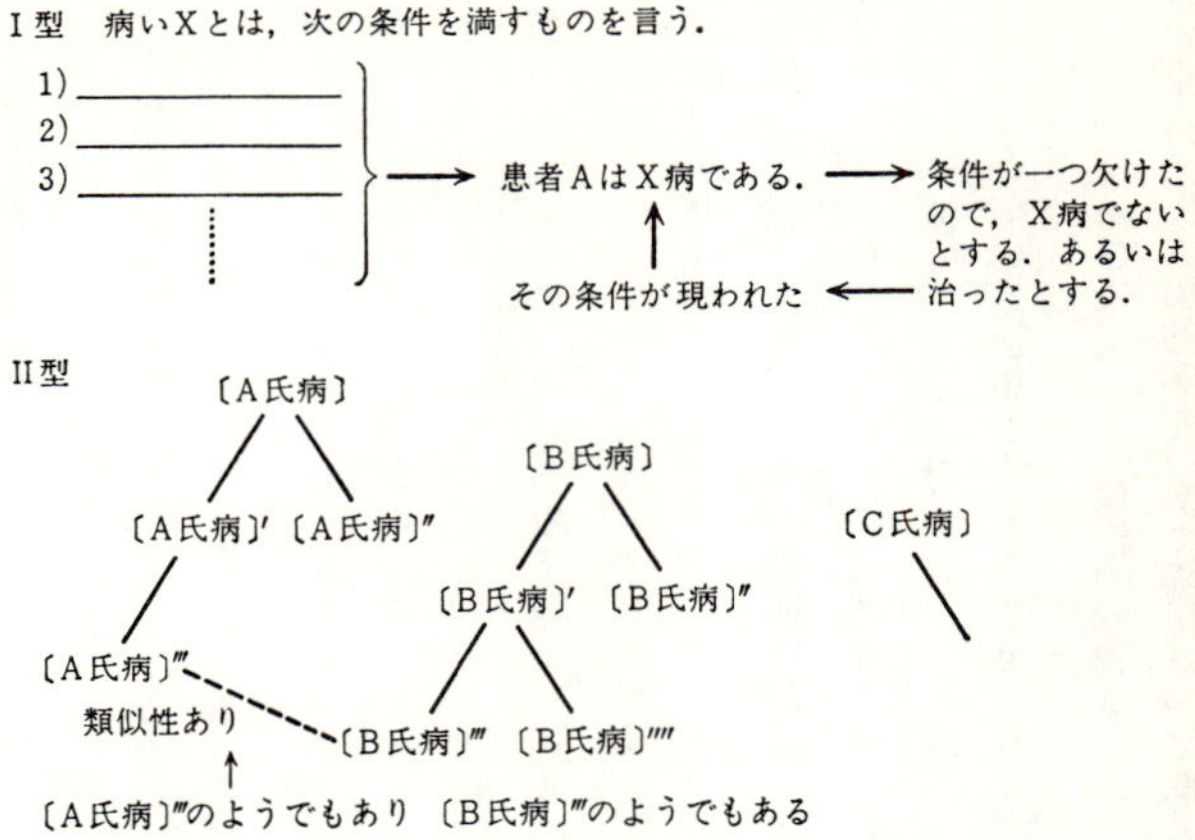

図9　医学的認識の二形式

し日本人よりも感情表出性の高い文化に育った人をヒステリーと誤診する偏向などは、つねに頭の隅にとめておく必要がある。

私は転勤後一年は、社会復帰のためのケースワークについて円滑を欠くことが多かった。非常に単純化すれば——戯画に近づくのを恐れ、かつあくまで相対的な話であるが——東京においては「あいさつ」のできることが、「はたらくこと」と並んでかなり重要であり、名古屋においては「あいさつ」よりも「はたらけること」である。家族の受け入れ条件として神戸においては、おそらく沖仲仕と漁民の文化が基礎にあるので、かれらが船の来ない時や、魚群が来なかったり、海が荒れたり、胸騒ぎがして漁に出たくない時には「はたらかないこと」が自明であったからであろう。この必要条件の圧力は比較的弱く、「世に棲み最低限の人と立ち交わり　折り合いがつけばよい」とする傾向を感じる。

韓国、フィリピンの人は日本人より「エクスプレッシヴ」である。逆に中部ジャワ人の伝統的家庭に育った人は、日本人よりも格段に非直截的な——ひどく遠回しの——表現をとりがちである。

4　精神医学における診断についての一考察

現在の診断論議は、東京大学出版会から出た、精神科診断についてのワークショップが大変参考になるだろう。歯に衣きせない討論の記録がついたからである。しかし、ICD-9とDSM-Ⅲという大小二艘の黒船によってわが国において一九八〇年以後に巻き起った議論には、もう少し考えてみる余地があるように思う。

第一は、好みによって脳(中枢神経など)と言っても精神と言ってもマインド(心)と言ってもよいが、中枢神経などを物質的基底とする活動は、いかに分岐していても究極的には単一システムの活動だから、腎炎と肝炎(これはいちおう別箇のシステムである)のようには美しく区別できなくて当然である。

そもそも、先験的に共通項による分類が可能だとは決っていない。

分類には、共通項による分類のほかに、一九三〇年代に論理哲学者ヴィトゲンシュタインが抽出した「家族類似性」という、共通項のない分類がある（表2）。「家族類似性」という名は、父と兄は鼻と目が、父と娘は目と口が、母と兄は口もとと耳たぶが、兄と弟は鼻と口もとが似ているが、必ずしも家族全員に共通の類似点がないことが多いという事実からの発想である。たとえば表2のIIにおいては個体1から7までの間に共通項が一つもない。もし項目と個体が無限であるなら、「集合論において可付番集合よりも実数全体の集合のほうが無限の濃度が高い」ことの証明と全く同じ手続きで、つまり個体nは1とはAがない点で、Bとは3がある点で、Cとは4がない点で（以下同様）、既存のどれとも違うものが生じる。これはつねに可能である。有限集合でも、数が大きいと実際には同じことが起こる。また、この集合を共通項を持つ部分集合に分つことができ、その分け方は任意である。たとえばCに注目して〔1、2、3、6〕を一集合とし、Gに注目して〔2、4、6、7〕を一集合とするごとき。精神医学において可能な分類はこういうものであろうと私はかつて書いたことがあったし、よく見るとDSM-IIIはその構造を部分的に（おそらくさほど意識せずに）備えている。

ここでは全項目を要素的なもので、かつ同一次元のものとしたけれども、手もとにあるIPSS（International Pilot Study of Schizophrenia, WHO, 1980）に用いられた項目、たとえば「洞察欠如」「つかみどころのない症状表現」「暗い考え」「声が直接話しかけてくる」等々が、論理的に同一クラスというかレベルに属するものかはいささか断定を憚る。「症状」とはそのような洗練された吟味を一般に必要とせず、端的な実践学としての医学ということならば、診断、予後、経過記述の手がかり（徴候）となればよいのであるが、議論が、「症状レベルと本質

表2　分類の二形式

I　共通項による分類

（＋は「あり」）

症状分析項目 ＼ X類に属する個体	A	B	C	D	E	F	G	H	I	J	…
			← 共通項								
1	+		+	+		+		+		+	
2		+	+		+	+	+	+	+		
3	+		+								
4		+	+	+					+	+	
5	+		+			+					
6	+	+	+	+	+	+		+		+	
7	+		+			+	+		+		
⋮											

II　「家族類似性」（family resemblances ; Familienähnlichkeiten）による分類

（＋は「あり」）

症状分析項目 ＼ X家族に属する個体	A	B	C	D	E	F	G	H	I	J	…
1	+		+	+		+		+			
2		+	+		+		+		+	+	
3			+	+		+		+			
4	+			+	+		+	+		+	
5	+									+	
6			+		+		+				
7				+			+			+	
⋮											

レベル」という問題の樹て方をしてしまうとそれでは済まなくなる。「本質レベルにおける診断」を唱える人も、五官(および一般感覚)を経由しない何ものかによって診断しているわけでは全然ない。議論上問題があれば、「症状」といわず「現象素《フエネーム》」(これ以上分割すると現象記述でなくなる最小単位の陳述《ステートメント》――著者の造語)とでも言えば、症状ということばにまつわる単純因果論的ニュアンスがなくてよいであろう。実際IPSSではunit of analysisといって「症状」といっていない。

現在のレベルで病いの異同を論じても詮方ないことは、家族類似性だけによるものではない。カテゴリーの拡張は原理的に不能である。たとえば成人分裂病の定義のセットを用いて、思春期分裂病の特質は論じられない。定義によって成人分裂病と同じもののみを思春期例のうちで拾うからであって、この循環論法は、いわゆる症状レベルでは断ち切りえないものである。

分類問題にいささか長く停留したのは、おそらく、精神科医のつくる下位治療文化において診断と分類(この二つは同一ではない)とが重大問題として、とくに一九八〇年代に、議論が白熱したことに影響され、私でさえ道を歩いている間もつい考えさせられたからであろう。

*

分類が、主観に属するか客観に属するかの議論が不毛なことも付記すべきか。強いて言えば、それは言語学者レオ・ヴァイスゲルバーが(いささかスマートでない造語で)「精神的中間体」と呼んだものに近いであろう。その代表は「星座」である。彼の「中間」ということばは主観と客観のいずれにも属さない(あるいはいずれにも多少属する)という含みである。

別にアメリカ在住のロシア出身の遺伝学者ドブジャンスキーによれば、生物学において自然的に存在して分類の対象になるものは遺伝学的・生物学的に距離を測りうるところの有性生殖を行う生物の集団であって、それ以外に「種」なるものは実在しない。分裂によって増殖する原生動物や微生物はその相互の距離が測りがたいというわけである。チフス菌とパラチフス菌A型との差は、種の差なのか属の差なのか、あるいは変種の差なのかを言うことができない。一時、ウイルスは、その物理化学的性質と結晶学的記述にもとづく分類が可能になったかにみえたが、遺伝コードの解読がすすむにつれて、再び事態は変りつつある。生物種にしてこうであるから、精神病に自然的分類があるか否かははなはだ疑わしい。

分類が心理学的に決定される可能性もある。ノルウェーのアストルップ教授の二〇年にわたる分裂病追跡が私には目下もっとも信頼できるものに思われるが、彼によれば、東独のレオンハルトの分類が期間中もっとも不動だったという。つまり、二〇年の歳月においても他の分類項目へ移動したものが少なかった。この仕事においてアストルップは、数カ月毎に東ベルリンにおもむいてレオンハルト教授に診断のスーパーヴァイズをしてもらって自己流の発生を防いでいる。診断の揺らぎを微調整することがいかに困難かを教える挿話である。それにもかかわらずレオンハルトの分類が今日臨床的に行われがたいのは、三八という多項目によるのではないか。人間の使いこなせる分類は心理的に七プラスマイナス二項目(chunks)を限度とするという研究が古くからある。

分類についての、個々人の基本的な構えも、各自異なる。究極には「世界を一つの宇宙方程式に還元する」ことをよしとする人と「世界は多様であること」をよしとする人とがあるのであろう。かつて私が若くてもっとむこうみずに造語していたころ、前者を「公理指向性」(axiomatotropism)、後者を「範例《パラダイム》指向性」(paradigmatotropism)と呼んだことがある。「単一精神病」論者と多数の「下位群」を抽出する人との間には心理的因子の相違がある。おそらく気質的因子もあるだろう。

精神科医以外の人には、奇異な廻り道であったはずである。しかし分類は現在のわが国の精神科医の世界を揺るがしている問題の一つであって、これが医師の間でだけ大問題となるところに、ケースワーカーや看護者と医師との、治療の世界に占める位置と構えの差が、端的に露呈している。同じく近代都市型の治療システムに関与しつつ、看護者やケースワーカーは、精神科の病いの分類にほとんど関心を示さない。彼(女)らの活動が、個人症候群的な見方あるいは個人症候群と文化依存症候群にまたがる見方で対象に接するためであろう。「個人症候群」あるいは「文化依存症候群」が、過去の蒙昧な世界の残存物では決してないことはここでも明らかである。

生物学的精神医学が、目下のところ彼らに訴えるものを持たないことも付記するべきだろう。おそらく対人関係は広義のエソロジーに組み入れられるだろうが、個体生物学に還元できないであろうし、する必要もないであろう。精神医学の解毒剤としてのエソロジーの効用について一言しておきたい。生命学(biology)は、普通「生物学」と訳される。この言葉は、医学ではあまりに〝生「物」(もの)学〟でありすぎる。さらにヒトを中心に据え、あたかもヒトの身体が特権的であるかのごとき生命学が医学である。人間の治療を目的とする学の存在の権利を奪うつもりはないが、広大な生物たちの文脈の中に据え直す必要がある。私達医者は空気が一方向に流れる鳥類の肺が、往復運動を必要とする哺乳類の肺よりすぐれていることを忘れがちである。鯨類が数十分を無呼吸のままで海中に過ごしうることを閑却しがちである。彼らにおいては、その筋肉のミオグロビンに酸素が結合することによって、この奇跡が実現されるのである。さしあたりなんの役に立つかの反問は、近視眼者のみのものであろう。他の生物の観察にもとづく発想は、精神医学にすら見出される(たとえばサリヴァンの初期発達論は、幼いイヌとヒトとの観察によったものである)。医師は、獣医師のイヌの「個別処遇」に脱帽する。ひとりヒトだけが「無理をする動物」であり、われわれは患者にどれだけの無理を強いていることか。目にみえてきた医師は、みな戦慄するであろう。

八　治療文化論

1　定義の試み

三つの症候群とそれにかかわる治療的アプローチと、それらを荷う人間的因子すなわち(広義の)患者と(広義の)治療者をはじめとする関与者とこれらをすべて包含する一つの下位文化(subculture)の存在を想定することがゆるされるであろう。それは「治療文化」(therapeutic subculture)、そのまた下位文化としての精神医学的治療文化(psychiatric-therapeutic subculture)と呼んでよいだけの文化的全体性を備えているはずである。ここでは、後者をしばしば前者の代表あるいは同義語に用いる。むろん予防的側面も包含する。

一つの文化の下位文化としての治療文化とは、何を病気とし、誰を病人とし、誰を治療者とし、何を以て治療とし治癒とし、治療者―患者関係とはどういうものであるか。患者にたいして周囲の一般人はどういう態度をとれば是とされ、どういう態度をとれば非とされるか。その社会の中で患者はどういう位置をあたえられるか。患者あるいは病いの文化的ひいては宇宙論的意味はどのようにあたえられるか。あるいは治療はどこで行われるべきで、それを治療施設というならば、治療施設はどうあるべきで、どうあるべきでないか、などの束《たば》である。いいかえれば、この種の無数のことがないまぜになって、一つの「治療文化」となる。

逆に、ある個人が、どういう時に自分を病者、患者とし、なにを治療として受けいれるか、なにをもってなおったとするか、どこまで耐えしのべるか、時にはどこで満足するか。以上は先の定義の裏返しの等価表現である。

むろん、それは閉鎖的なものではない。少なくともその健康なありかたは、開かれたものだろう。隣接の下位文化があるだろう。たとえば子育て文化があり、働き(とは何か、どういうことを働くというのか、などを決める)文化があるだろう。「接客文化」もある。まだまだ多くのものが考えられる。

また「働き文化」といっても内容は区々だろう。働かないということを正常とみなす文化はないそうであるが、なにを「働き」とみなすかは、それぞれの文化によって異なり、ある年齢に達した老人は畑を見下ろす樹木の下にすわっていることが、「まさにあるべき労働」とみな

表3　個人症候群・文化依存症候群・普遍症候群

<table>
<tr><th></th><th>治療—解決者</th><th>相対的比重（現代都市）</th></tr>
<tr><td>個人症候群</td><td>自己治療＋自然回復力
友人，知己
親戚，
家庭教師，
愛人，妻など
（以上 個人的治療者）
精神科医（かねて熟知の）
地域治療師（文化依存治療者）
力動精神科医
ケースワーカー</td><td>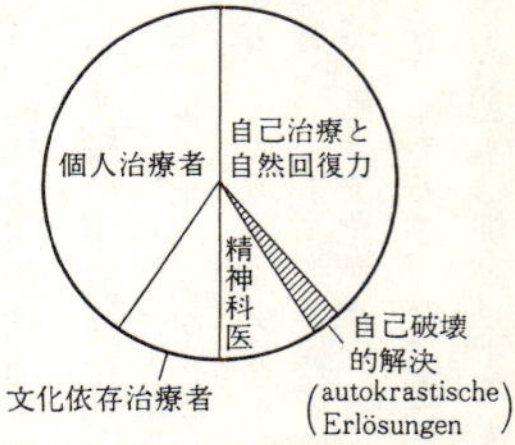
</td></tr>
<tr><td>文化依存症候群</td><td>自己治療＋自然回復力（大幅に低下）
隣人（せわ役など，俗人 laymen）
遠縁の人
個人的治療者（補助的）
地域治療師（俗人 lay，宗教的 religious）
精神科医（補助的）
行政官（しばしば“非近代的”族長，代官，奉行）</td><td>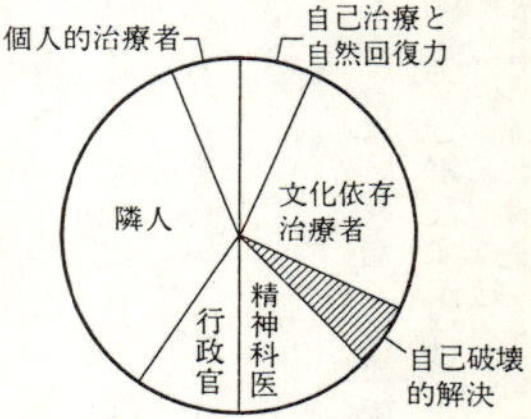
</td></tr>
<tr><td>普遍症候群</td><td>近代精神医学システム｛精神科医，精神分析家，精神療法家，カウンセラーなど，ケースワーカー，精神衛生相談員
行政（福祉と保安）
自己治療と自己回復力（しばしば非治療的として抑制・禁止される）
比較的近い家族（しばしば遠ざけられ，ときに反治療的として治療の対象とされる）
文化依存治療者および高等宗教による支持（しばしば厄介者扱いされるか敬して遠ざけられる）
隣人，やとい主など（補助的協力を求められる）
町（村）の人（啓蒙の対象とされる）の雰囲気如何で治療のパラメーターがかわる</td><td>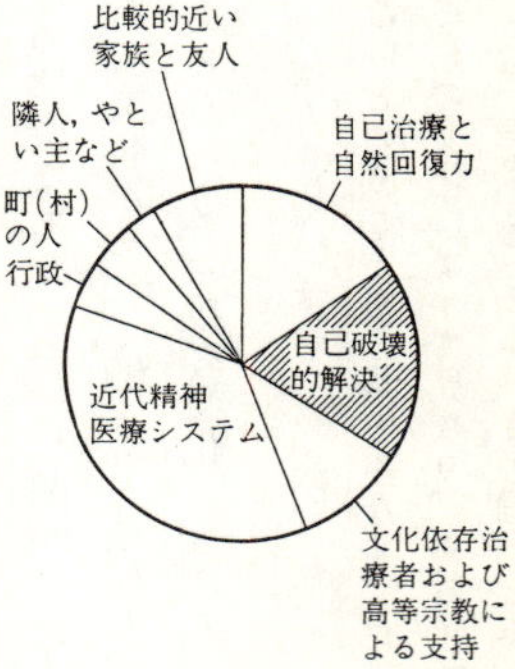
</td></tr>
</table>

される文化もあるらしい。日本の漁村にもこれに近いところがあるようだ。

治療文化概念の有用性を一つだけあげれば、治療文化における文化変容、より正確には「治療文化の相互接触にともなう変化」を考察する際の概念的道具となることである。精神医学、精神科医、精神療法、患者、治療者その他をめぐる困難の多くは、現在進行中の治療文化の文化変容と関連している。

右の定義に付け加えたいのは、三症候群と対応した、治療文化の多層性とでもいうべきものである(表3)。各層とくに個人治療症候群の層に当然あるべき横のひろがりがあるであろう。また、たとえば長井真理の「村八分論」(『岩波講座 精神の科学』8所収)は、文化依存症候群の層において、具体的な細かい襞をかいまみせてくれる。長井の論文を読むと「村八分」における〝健常者〟のありようが、患者の生と妄想によって倒立的に映し出されて浮び上ってくる。

図10は、この点を考え合わせ、個人症候群を中心として、病者と非病者とを含めて一つの展望のもとに置いたものである。

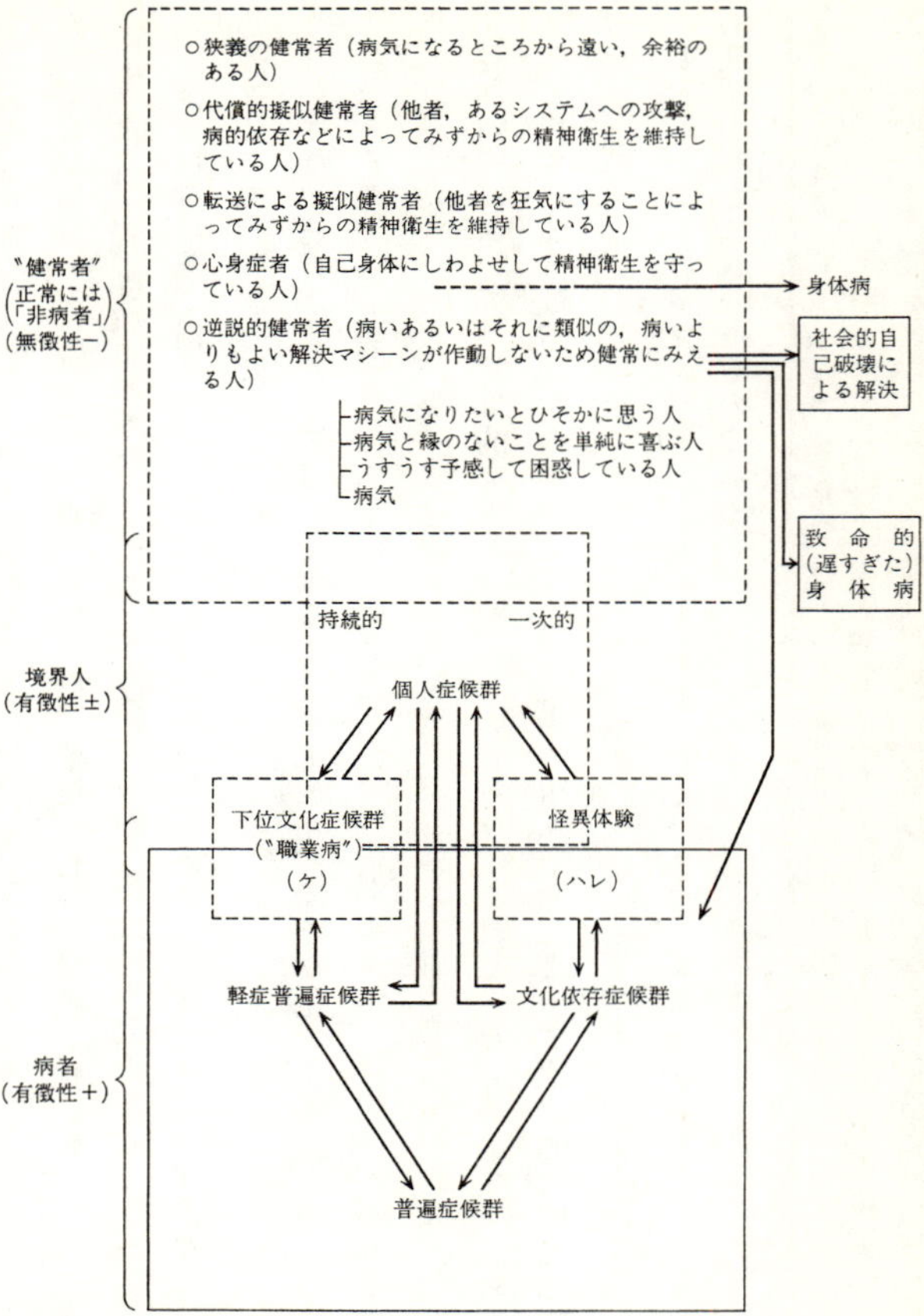
"健常者"
(正常には「非病者」)
(無徴性−)
○狭義の健常者（病気になるところから遠い，余裕のある人）
○代償的擬似健常者（他者，あるシステムへの攻撃，病的依存などによってみずからの精神衛生を維持している人）
○転送による擬似健常者（他者を狂気にすることによってみずからの精神衛生を維持している人）
○心身症者（自己身体にしわよせして精神衛生を守っている人）
身体病
○逆説的健常者（病いあるいはそれに類似の，病いよりもよい解決マシーンが作動しないため健常にみえる人）
社会的自己破壊による解決
病気になりたいとひそかに思う人
病気と縁のないことを単純に喜ぶ人
うすうす予感して困惑している人
病気
致命的(遅すぎた)身体病
持続的
一次的
境界人
(有徴性±)
個人症候群
下位文化症候群
("職業病")
(ケ)
怪異体験
(ハレ)
軽症普遍症候群
文化依存症候群
病者
(有徴性＋)
普遍症候群

図 10　個人症候群を中心として病者(有徴者)と非病者(無徴者"健常者")を考える

2　病者と非病者

病者と非病者とは、対をなす概念ではないことを強調したい。病者が「有徴者」(印のついたもの the marked)であるのに対して、非病者は無徴者であるから、「非病者」という否定形的表現しかできないはずであって、「健常者」ということばはおかしい。ただ、ここでのみ、この表現を意図的に誤用して、「健常者症候群」とでも言うべきものを抽出しようとした。もっとも、無徴者の「病い」ということは定義によって言いえず、したがってここでは点線を用いている。

狭義の健常者がいるかいないかについては、究極は一つのパラドックスに突き当る。かりにいるとして、しかしそのあとに「さまざまな仕掛けを使って非病者性(無徴性)を維持している人たち」の枚挙を試みた。最後に、どうしてか、なりたくても病気になれない人がいると考えた。その中には「生れてから病気をしたことがない」と誇る〞健康者〞もいれば、そこはかとない違和感を抱きながら生きている人、稀には、いっそ病気になりたいとひそかに思う人が入る。現実の生活の苛酷さのためか、あるいは暗い内的無衝動に突き動かされてか、そういう人は存外に多い。他者を狂気にしておのれの正気を護る人は、ジャネによって「蛭《ひる》」と名付けられた、他者のエネルギーを無限に吸い取って生きている人で、延長線上には、サールズが描く(『岩波講座 精神の科学』別巻参照)、相手を狂気に追い込む持続的努力がある。病気にならなくてもよい人もいるが、病気になれないで、自他を苦しめる人もいるわけだ。それは決して、社会的地位の低い層ばかりではない。いわゆる「マスクされた病い」(masked insanity)があらゆる階層、職業に存在する。また個人症候群が、有徴性に関して境界線的であるのは、注目に値いする。

サールズの抽出したもの以外にも相手を狂気に追いこむ方法がある。たとえば「突変入力を与えること」である。この時、ヒトの微分回路的認知は不可能となる。瀬戸内海の静寂にとどろく高速列車の橋梁通過音は、その絶対値(ウェーバー＝フェヒナーの法則によってその対数――「フォン」で表わされる)ではなく、音響入力が突如はじまり、たちまち最大に達することによる。減速の有効性はここにあった。さまざまなレベルの突変入力を想像されたい。分裂病患者が不意打ちに弱いといわれるのは、「微分回路的先取り的認知」に賭けて生きている場合である。

病いの有徴性は、病いが「宣告される病い」から「診断し治療される病い」に移行するにつれて消失に向かう。歯痛は耐え難いものの一つであり、歯科治療は大きな救済をもたらすが、今日のムシ歯は一般に、何の有徴性をも個体に与えない。逆に、有徴性を賦与される「宣告される病い」は精神病に限らない。かつてのハンセン氏病、あるいは結核はいちじるしい有徴性を帯びていた。スーザン・ソンタグが『隠喩としての病い』で描き出そうとしたものは、新しい「宣告される病い」としての悪性腫瘍である。すなわち「宣告される病い」が有徴性を帯びるには、もう一つの条件すなわち「すぐは死滅しない」を必要とする。「多少とも速やかに死に至る病い」に対しては、人間は心理的・制度的に美しい儀式と手続きとを準備することができる。しかし「容易には死に至らない病い」の処遇はおのずと異なる。ソンタグが癌をとりあげた時点は、癌が「おおむね死には速やかに至らない位置」を獲得しつつある時点であり、同じ頃の米国医学雑誌には「悪性腫瘍からの回復者」に対する職業差別がとりあげられていた。激務につけたのちに再発した時の訴訟を嫌っての忌避である。転職回数の少ないわが国では、閑職につけるなどの処遇にとどまっているようであるが、今後、「新しい障害者」として問題になりうる可能性がある。

一九九〇年現在日本の医師数基準は、一四病床に一医師であるが、結核、ハンセン氏病、精神病については例外規定があり(老人が最近それに加わった)、精神病は実に四八床に一医師であって、これすら満たされていないことが少なくない。これらをさほど医師を必要としない軽症というのは、悪い冗談であろう。実際は日本全国の精神科医が数百人だった時代の規定そのままである。「四八床に一人でもヒマですよ」といった人がいるが、四八床ではヒマでも、一四床ではきっと多忙になるだろう。また自他殺の予測が可能か否かが問われているが、頭ごなしに答えの出る問題でなく、何床に一人の医師の時に予見防止しうる確率を問うことこそが真の問題であるはずだ。

癌にして然りである。結核がとくに分裂病者を早世させていた時代は去った。しかも、結核と異なり、精神科の病いは近代化・都市化によって状況が好転せず、逆に悪化する。

3　ヤップの破断回復論再考

ここまで来て、ヤップの図(図2)を再び眺めるならば、いくぶんそれを明確にしようと試みたくなる(図11)。ヤップが、「通常的解決」「あいまいな解決」を以て何を指そうとしたにせよ、それらをまず医療的解決と非医療的解決に分けてみよう。

いずれも個人治療的努力と自然回復力の活動との複合であり、もし自然治療力の発現をまてないか、それがむしろマイナスに働けば(はなはだしい時には自然治療力が新しい破断を生むが、それは身体病においても同じことで自己免疫にみられるところである)、治療のために他者が動員される。その程度に応じて、医療的解決にとってのそもそもの難問性が高かったか、治療の過程における何らかの食いちがいがあったかが推定される。

また古い定常状態への復帰か、安定性のより高い新しい定常状態の産出か、代りに病者としての有徴化を経て、プロフェッショナルな治療文化に加入させられるかが決まる。

さらにさまざまな態様がありうることは、図の通りである。

近代型治療でも、当初の岩村昇のように無効性に堕しかねない反面、いわゆる民間療法すなわち「ノン・コンヴェンショナルな」(非通常型)治療が有効に機能することもある。それにはあらゆる種類があって、体系的と非体系的、土着と外来、世俗的対宗教的、伝統的と新興のもの、文化の辺縁に存在しつづけたものとかつては普遍的治療体系であった非西欧の多少とも脱宗教化された医療、そして、そのあらゆる混合がありうる。内容自体は、他著にゆずって、ここでは、ある種の分業が成立していることと、機構的アクセス性とともに心理的アクセス性が重要なことを指摘しておこう。

非医療的救済は、本人の側の選択と決意と持続力に(極端な社会状況以外は)かなり大幅にまかせられている。たとえば移民となるか、現在地にとどまって努力を倍加するか、巡礼に出るか、ボランティアになるか、どこかに苛《いじ》める相手をさがしに行くか(手近な妻を殴るか傭い兵になるかなど)。いずれも、アクセス性が問題にならないわけではないが、本人の可処分性が、はるかに大きな比重を占めている。日本人もフランスあるいはスペインの外人部隊に入ることができる。京都の禅寺や永平寺に坐禅する男女の中には、あらゆ

文化的新価値による
新しい定常状態の創造(稀)

↑

成功すると事後的に「創造の病い」
「イニシェーションの病い」と価値
づけられ，「病い」が正の有徴性を
帯びる

非医療的救済文化への加入

地理的救済（転居，転職，移住，移民，旅行，放浪(国内・国外)）

“歴史的”救済（現状のまま努力を倍加したり，スポーツなどを始めたりして，現状のパラメーターを変えようとする)(病い性を否認).“歴史的”というのは，これまでの自己蓄積の上に立ち，それを増大させようとするから.

超越的・宗教的救済（既存の軌道による）——坐禅，巡礼，仏門，修道院入り

非宗教的・愛他的救済（他者の治療によって自己治療が代替される）——ヴォランティアなど⟶時にプロの治療者となろうとし，時に成功する.

非宗教的・非愛他的救済（他者の破壊による自己救済）——ニセ治療者役；一部のスパルタ教育者，などなど

美あるいは芸術による救済

犯罪・ルール違反による救済

叛乱—英雄による自己救済

宗教あるいは宗教等価物（自然科学あるいは他の学問を含む）

入門の病いの発生をも含む

↓

成功すると「創造の病い」などの不
全型(軽小型)ということにされる
だろう

何らかの有徴者集団への加入
（閉鎖的学派あるいは擬似学派，
宗教者あるいは擬似宗教者，
文壇，美術学集団，スター，
タレント，マフィア的集団，
一部の政治集団）

回復」の著者による修正

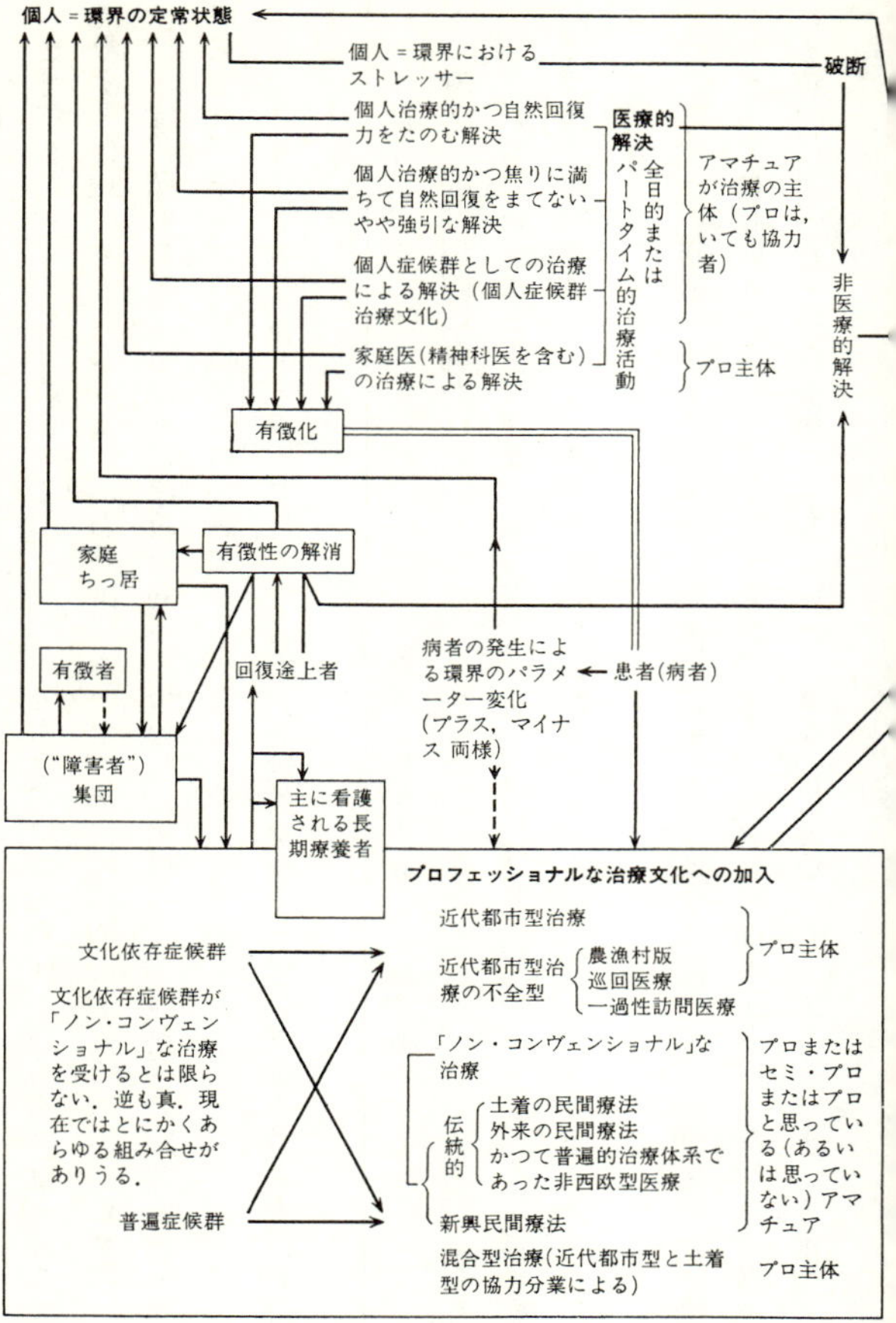
個人＝環界の定常状態
個人＝環界におけるストレッサー
破断
個人治療的かつ自然回復力をたのむ解決
個人治療的かつ焦りに満ちて自然回復をまてないやや強引な解決
個人症候群としての治療による解決（個人症候群治療文化）
家庭医（精神科医を含む）の治療による解決
医療的解決
全日的またはパートタイム的治療活動
アマチュアが治療の主体（プロは，いても協力者）
プロ主体
非医療的解決
有徴化
家庭ちっ居
有徴性の解消
有徴者
回復途上者
病者の発生による環界のパラメーター変化（プラス，マイナス両様）
患者（病者）
（"障害者"）集団
主に看護される長期療養者
プロフェッショナルな治療文化への加入
近代都市型治療
近代都市型治療の不全型
農漁村版
巡回医療
一過性訪問医療
プロ主体
文化依存症候群
文化依存症候群が「ノン・コンヴェンショナル」な治療を受けるとは限らない．逆も真．現在ではとにかくあらゆる組み合せがありうる．
普遍症候群
「ノン・コンヴェンショナル」な治療
伝統的
土着の民間療法
外来の民間療法
かつて普遍的治療体系であった非西欧型医療
新興民間療法
プロまたはセミ・プロまたはプロと思っている（あるいは思っていない）アマチュア
混合型治療（近代都市型と土着型の協力分業による）
プロ主体

図11　ヤップによる「破断よ

る国の人がいる。ただ、非医療的救済の諸装置は、おおむね「有徴者としての病者」をきびしく締め出している。

医療的救済のほうは一般にいくぶん受動的であり、アクセス性のいかんの重みは非医療的救済とは比べものにならない。わが国において、近代的医療のアクセス性が依然高くないことは、私のごとき者にも、縁故を辿っての診察依頼以外に、他科への紹介依頼が頻繁に来ることから、その程がしのばれる。

もっとも、システム的アクセス性の向上が、心理的アクセス性の向上を伴わなければ、ほとんど無益だと言ってよい。

二十数年前のブータンでは、ブータンの医療が国営であり、かつ無料にかかわらず、一人の患者も国立病院に現われないために、イギリスの大学を出たチベット人医師が退屈し切っているということで、昔風の領主が(ブータンはほぼ荘園制度といってよい)館の敷地内に西洋型病院をつくって、無料であるから治療に来いといっても、人民はなかなか行かないのであるまいか、といわれていた。

似た障壁は、階級にもあると推定される。最近まで、医師の間では、脳腫瘍は他の腫瘍とちがって貧しい人に多いと言い伝えられており、脳外科は低収入だ、と医学生に敬遠される傾向にあった。その理由に「貧しい人は頭を使わないからであろう」という推定を聞いたが、話す人の頭のほうを疑うに足る言明であって、実際には、脳腫瘍の外科が高度の技術と設備と忍耐を要し報酬の相対的に少ない、いわば割りに合わない技術であるためと、頭部外傷に比べて相対的に緊急性が低いために、大学病院に送られる率が他の腫瘍に比べて依然高いからであるというのが、常識的想定である。この特殊な事態の存在は、一般の病者にとって、わが国の大学病院の心理的アクセス性があまり高くなく、行動範囲傾向が狭い民衆階級は「近所の○○医院《さん》で済ましておこう」とする傾向が強いことと対応しているだろう。何も「近所の○○医院《さん》」を見下げるのではなく、大学その他の病院とのレフェレンス(紹介、照会、情報交換)機能が乏しいことをいうのである。

ただし、一九八〇年代後半より救急医療がいささかの充実をみせつつあるかにみえるが、まだ油断できない。た

表4　三症候群と個別治療文化の対応(試案)

個人症候群	個人的治療文化 家庭治療文化 小コミュニティ治療文化 辺縁地帯の治療文化 力動精神医学
	シャーマニズムなど
文化依存症候群	部族的治療文化 民族的治療文化 過去の非西欧普遍的治療文化 正統的西欧精神医学
普遍症候群	正統的精神医学 ↓ 科学的精神医学
異文化同化過程における特殊症候群	習合的治療文化 折衷的治療文化 つぎはぎ細工的治療文化

だ、医学生の救急医療に対する開眼だけは、幸いはっきりこれを指摘することができる。

このようなアクセス性をはじめ、さまざまなパラメーターがあって、それぞれの治療文化を特徴づけている。それでは三症候群のそれぞれに対応して、おのおの下位治療文化があるのか、あるいはそうでないのか。この問いに対する答えをさぐれば、それはどうも、歴史的事情によって先に成立した治療文化が次第に主としていずれかの症候群を割り当てられていったというほうが当っていそうである(表4)。

九　治療文化の諸形態

1　非職業的治療文化

(1) 一人治療文化　最小単位として一人治療文化を樹てよう。一つの治療文化が一身に具現している場合である。内容が伝統的であってもよく、一身具現性という特異性が一人治療文化の特徴である。狩猟者、漁夫、あるいは近代アルピニスト、航海者などは、一セットの治療文化を一身に具現しておかなければ生死にかかわることを熟知している。

このタイプの文化の一人精神衛生技術は、思いがけないところに顔を出す。国際公務員を兼ねていたさる高名な精神科医は、さる熱帯地の学会で、私を交えた現地駐在員の前でこう語った。「君たち、一人でことばの通じない国へ行ったら、ひとりごとを言うことだよ。独語空笑といって病的だと抑えていたら、ほんとうに発狂するよ。英語の通じない国で一日仕事したらへとへとになる。盗難にもしょっちゅう気をつけなければならないからね。そこで、ホテルへ帰ったら、――ホテルといっても汚いんだが――とにかくひとりごとを言うのだ。『あーあ、今日も一日終った。予定は全部は果せなかったけど、まあいいやな。いい線だ。ほめてやろう。しかし、暑いな。さあ、風呂を沸かそう。沸くまでにまず報告書を書いて、風呂へ入ったら、歌を歌うぞ。何がいいかな、なんてね。』」並みいる駐在員はそれぞれ自分の体験から「そのとおりです」と深く頷いていた。独語はここでは精神衛生を守る英知であって、この大先輩は私に、狂えば救ってくれる人のいないであろう地域を旅する時の「精神科的一人治療文化」の一部を引き継いでくれたのである。

この伝統が衰微しかけた一九七〇年代に、「ひとりで生きる法」「サヴァイヴァル法」がにわかに多種出版されたが、その中には、さまざまの「個人治療文化」に属する処方を発見できる。

(2) 家庭治療文化

ヘロドトスの『歴史』を読むと、バビロニアには専門の医師が存在せず、人々は病人が家族に発生すると広場へゆき、そこで、似た症状の患者を看護治療した経験のある人を捜し求めて尋ねるのだと書いてある。いかにも専門家嫌いの古代ギリシャ人の考えそうなミュトス(おはなし)に過ぎず、事実ではない。このミュトスからの連想は、古代ギリシャ人が彼らの好むアゴラで、彼らの好むデモクラシー的な方法で家庭医療という資源を活用するのを夢みたことである。

さまざまな治療文化のなかで、もっとも初期から存在し、今日も精髄を失っていないのは家庭の治療文化である。職業的治療文化は、今日もなお、家庭の治療文化が対応しえなかった時にはじめて要請される。

家庭治療文化がきわめて重要な位置を占める場合の例は、伝統的中国であろう。中国においては、医学は、知識人の学ぶべき必須の教養であった。さらに、中国は、伝統的に大家族である。現実に必ずしもそうでないにしても、四世同堂すなわち四世代同居は、きわめて高い価値を賦与されている理想である。伝統的中国の大家族は、魯迅が家出する時の彼の家のように通常二百人を越える成員をもっている。かりに分裂病の患者が発生したとしても、かなりの長期間、家族内で患者をもちこたえることが可能であり、また実際そうしていることは、ヴァンクーヴァーの華僑について林宗義《リン・ツンイ》の説くところであり、私も神戸の華僑において経験したところである。林《リン》によれば、数年間にわたって家庭内で維持することがむしろ通常であり、家族は、その後、救助を外部に求めはじめるが、第一に呼ばれるのは伝統的中医、ついで内科医、最後に西洋精神科医であって、西洋医学的にはまずまちがいなく早期治療の機を失するという。ここでわれわれは、なにごとも単純に善でないことをも学ぶけれども、それにしても、この家族内支持システムの強力性と有効性とは、一驚に値いする。わが国は秀吉による大家族同居の禁以来、このような大家族(extended family)を欠くので、大家族の治療文化的有効性は想像しにくい。しかし、東南アジアの精神衛生従事者、とくにケースワーカーのしきりに強調するのは、大家族を温存し強化したいという方向性の正当化である。

対照的にアメリカにおけるケースワーカーは家庭への退院を期待しない。通常のコースは、病院の近くのアパート、ホステルへの退院である。わが国でも、このタイプの退院方式が増加してきた。たとえば東においては武蔵療養所、西においては大阪の浅香山病院がこれに努めており、一九八〇年代には「アパート退院」ということばが、日本の精神科治療文化においてふつうのことばとなった。

これを一つの兆候とみれば、あるいは、わが国もアメリカの後を追うかもしれないが、しかし今のところ、われわれは依然あなどれない家庭内治療文化を所有している。精神科の領域においても、家族内のカウンセリングは意外に多くおこなわれている。伝統的なものも単発的なものもあるが、ただ、それが見るべき成功を収めない時にはじめて、いくつかの中間段階を経て、精神科医にはじめて相談するという合意が家族内に成立する場合のほうが、緊急の場合をのぞき、むしろ普通である。

精神衛生の維持装置は現実に大幅に家族の手にある。専門家はしばしば「家族が協力しない」と愚痴るが、協力して下さった場合に対する評価は怠りがちであるまいか。さきに述べたようにマレーシア（あるいはニューギニア）において子の精神的養育の責任を母方のオジオバが、物質的養育責任を実の父母が、というように分担するのはつとに知られ、精神医学の資産となった。社会復帰その他における「（とくに母方の）オジオバの利用」ということは、われわれのしばしば行うケースワークであり、予想以上の成果を収めることが多い。南欧における名付け親（ゴッドファーザー、ゴッドマザー）にも同じ力があるだろう。しかし、家庭の周囲にひろがる文化下位治療文化もある。たとえば、家庭の内外の「ジョーキング・パートナー」すなわち公認されたからかい合いの相手は精神衛生に大きく貢献している。伝え聞くブッシュマンのようにこれが制度化されている文化もあるくらいである。

人間の精神衛生維持行動は、意外に平凡かつ単純であって、男女によって順位こそ異なるが、雑談、買物、酒、タバコが四大ストレス解消法である。しかし、それでよい。何でも話せる友人が一人いるかいないかが、実際上、精神病発病時においてその人の予後を決定するといってよいくらいだと、私はかねがね思っている。

(3)　小コミュニティ治療文化　通常の友人家族による精神衛生の維持に失敗したと感じ

た個人は、隣人にたよる。小コミュニティ治療文化の開幕である。「隣人」はキリスト教では重要な概念である。一九六三年以来のアメリカにおける、精神病患者の精神病院よりの大解放は、全米の精神科病床数を五〇万から一挙に一五万に減少させたのであったが、政府による生活保護も、教会の炊き出しを始めとする「隣人」の援助がなければ、悲惨な事態をまねきかねなかったであろう。家庭の崩壊がわが国より遥かに進行している下に行われた大解放だったのである。さまざまな公的私的クラブがある。その機能はわが国の学生小集団やヨットクラブを例として述べたとおりである。

もうすこし専門化された精神衛生維持資源もある。マッサージ師、鍼灸師、ヨーガ師、その他の身体を介しての精神衛生的治療文化は無視できない広がりをもっている。古代ギリシャの昔のように、今日でも「体操教師」(ジョギング、テニス、マッサージ)、「料理人」(「自然食など」)、「断食」「占い師」が精神科的治療文化の相当部分をになっている。ことの善悪当否をしばらくおけば、占い師、ホステス、プロスティテュートも、カウンセリング・アクティヴィティなどを通じて、精神科的治療文化につながっている。カウンセリング行動はどうやら人類のほとんど本能といいたくなるほど基本的な活動に属しているらしい。彼らはカウンセラーとしての責任性を持たない(期待されない)代り、相手のパースナル・ディグニティを損なわない利点があり、アクセス性も一般に高い。

この変種として旅による治療もある。インドに二年を過して蘇った人々もおれば、カナダの森と高原に夜々の悪夢を置き忘れた子もいる。逆に「勤勉と清潔とデリカシー」が残る地として日本を去りがたいピュリタン的アメリカ人もいる。はじめて「女性的なるもの」に触れた東南アジアに向けてはかない送金を続けている日本青年もある。もっとも、旅もインドも、それ自体が治療的なのではない。異界の持つ触媒性はいずれの方向にも働きうる。外国の旅先での発病も多い。留学精神科医の中途一時帰国の機会を与えてくれる同伴送還は日々絶えない。

それでは、どういう時に、人はこのような〝居心地の良い〟場を離れて専門的治療文化をもとめるのであろうか。

一般に治療には賦活(活性化)と鎮静がある。これに中性的な休息をくわえてもよかろう。自然治癒力の発現をまつ一法である。賦活は自然活動力を引き出す方法であるが、これと鎮静とを分つ微妙な目に見えない一点がある。軽症のカゼはマラソンで治るが、重ければこれで肺炎になる。「しっかりしなさい」といい、患者がしっかりしないと精神病院にほうりこむ」とはアメリカ精神科医のジョークであるが、この分れ目を言い得ている。この微妙な境界線をつきとめることは実にむずかしく、医師の臨床眼か本人の一般感覚にたよるほかはない。精神医学的治療文化では、活性化が成功せず、さらに悪化を招き、鎮静や休息が事態を救わないようにみえる時に専門的治療者がもとめられる。病人であることが一時的ではないのではないかという恐れを高めつつ求めるという逆説的事態がつきまとう不幸もそのためである。

精神科医がまず鎮静の方向に治療をはじめる理由は、それまでに自己活性化に努めて(あるいは努めさせられて)疲れはてて彼らのところにきた場合が多いという推定からである。来院した患者を「何でもない」と言って帰すことを一般にしないのは、「虫の知らせ」が危機と破断を予告している可能性をつねに考慮に入れるからである。

2 職業的治療文化

職業的治療文化に近づくにつれて次第に患者と治療者との距離が遠くなり、かつ一方的になるという傾向がある。患者の神話産生機能は次第に無視され、患者側とのバーゲニングは行われなくなり、患者の威信は治療中はなくてもよいものにかぞえられる。代って規格化、単色化、そして患者の無記名化が急速に顕著となる。実際それは科学的医学の名の下に推進されさえするのである(図12)。

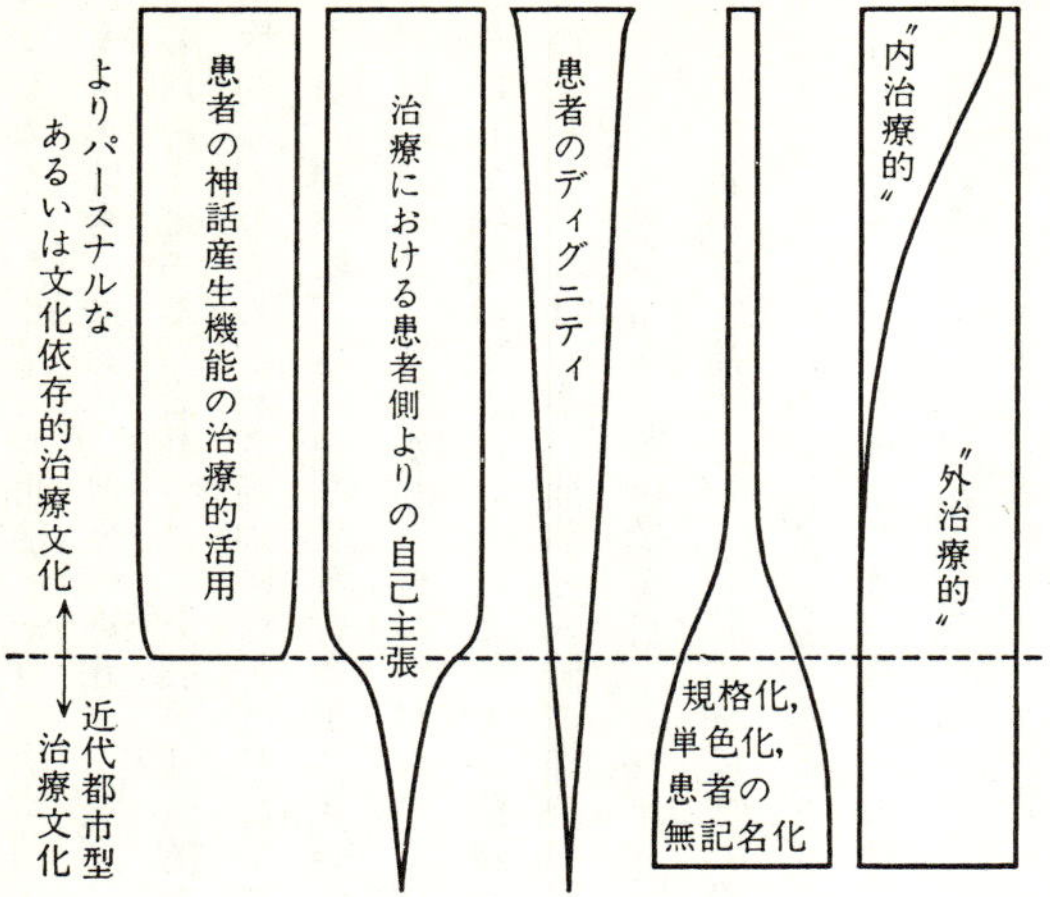

図12　治療関係における相互性の消長

(1)　システムとしてのシャーマニズム

シャーマニズムそのものについては実に「汗ヲカイタ牛ガ棟ニイッパイ」という状態であるので、ここでは治療文化論の文脈に拠って、治療者と患者との関係にかぎりたいと思う。

ウノ・ハルヴァ、あるいはエランベルジェ(エレンベルガー)の引くフランツ・ボアスによれば、ただ祭祀を行う世襲のシャーマンと区別される、前者と異なって治療力をもった「生得のシャーマン」集団は、次のような形で成員を補給している。すなわち、シャーマン集団の長老が、子供の中で皆と遊ばず、森のほとりで独り遊びをしているような子供に目を付けておいて、その子が青春期に達するとシャーマンにならないかと「肩叩き」をするという。そして、目に見えぬものを見、耳に聞こえぬものを聞き、同時に二箇所に存在する法、冥界におりてそこの幽鬼と戦う法などを教えるのだそうである。これでは、分裂病親近的な病いの特に発生しやすいこの年齢期に、分裂病的なものをわざわざ周到にひっぱりだしてやる作業をしているようなものだ。しかし、こういう訓練は、ひょっとすると来るべき病いを抑止し、和らげ、変形するのかもしれない。同時に高いところから安全にとびおりる法(シベリア)、口の中でミミズを嚙みころし吐きだして病気のもとはこれだと教える法など(カナダ・インディアン)トリックの使い方も教える。これは実業の補助と威信の維持に貢献する。

もう一つのシャーマン供給源は、シャーマンの治療を受けて治った人である(図13)。すなわち、治療者と患者とが、現代の病院では全く別人であるのとちがって、しばしば同一人である。これを(族)内婚的(endogamic)ということばにならって「内治療的」(endo-therapeutic)ということができ、現代の医療は「外治療的」(exotherapeutic)と呼ぶことができるだろう。一般の治療文化においては外治療性への傾向は小止みなく存するが、シャーマニズムだけは、家庭や小コミュニティの治療文化に比べても、とびぬけて「内治療的」である。この、病気を経験するか、将来しそうな人を治療集団に組み込んで、一つの、

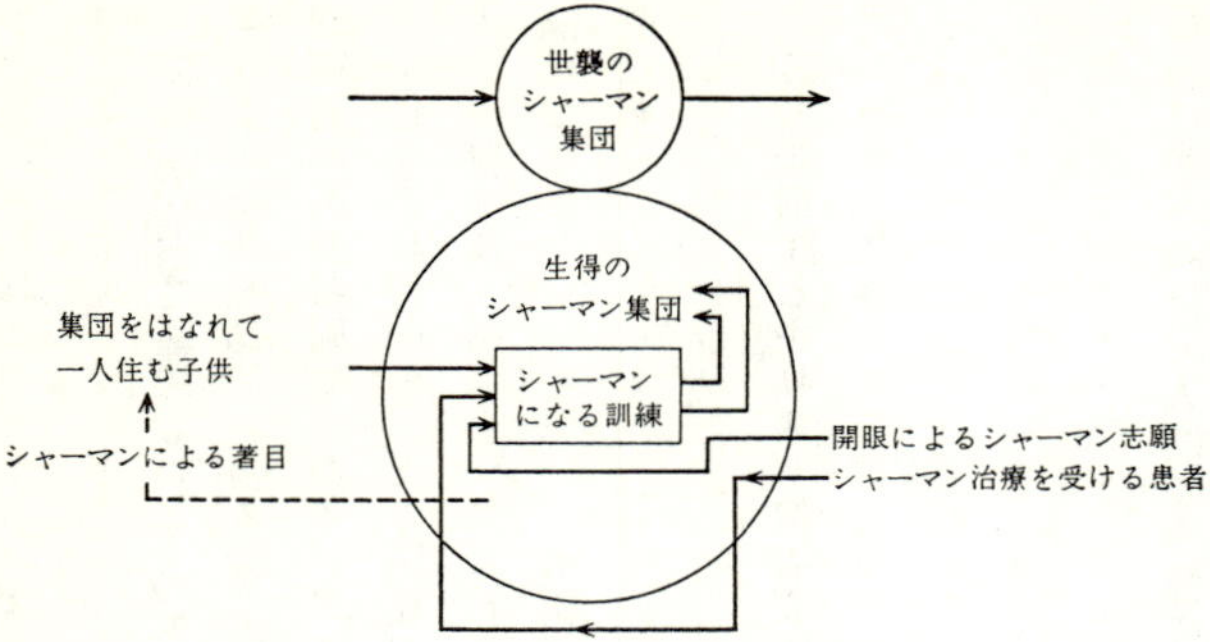

図13　シャーマニズムの“内治療的”構造
(“endotherapeutic” stucture)

これは同環状の下位治療文化を形成するという人類の早期の巧緻なインヴェンションである。

実際のシャーマンが活動をしている期間は一〇年のうち二、三年にすぎないことが多いそうだが、「あれだけ激しい、そして誰にもできぬことをしているのだから当然だ」とボンヤリ休んでいる権利を認められている。我々の患者のほうは病気を通過しても、「おおしごとをした」と尊敬されることもなく、だからブラブラしていてもよいと公衆が認めることもまずないのは、まことに不幸である。他人が幻の仕事といわばいえ、幻覚妄想状態は実際おおしごとであり、後でおおいに消耗する。幻覚や妄想はもっと悪性のなにごとかを防いでいるものかもしれないのだが、周囲から畏敬されない。周囲に益をおよぼさないからやむをえないのかもしれないが、この点からみればシャーマニズムはよく考えられた文化装置である。

(2) 「内治療」集団としてのアルコーリック・アノニマス 内治療集団の現代版は、アルコーリック・アノニマス(AA)(=匿名アルコール症者の会)というアルコール症からの回復者の治療共同体である。アメリカにおいてアルコール症が一般の精神病をしのぐ有徴性を付与されていることと関連している事実であろう。日本にも「AAの会」はあるが日本の伝統的な「断酒会」はこれとは正反対で、肩書きと名を名乗り「ああいうエライ人も悩んでいるから」と思って治療努力をする。家族の参加も日本のこの「内治療文化」の特色である。

(3) 修道院とキリスト教治療 修道院も、そういう集団の従兄弟くらいに当たるだろう。外の世界で生きるのに耐えられなくなった画家が、修道院に入って終生そこで祈りかつ画を描きつづけたという記録があるが、欧米の歴史を通じて比較的頻繁にあったことだろう。ヨーロッパにおいては、修道院が治療文化の大きな中心であったことがある。フランスの歴史家マルク・ブロックによれば、一一世紀から一二世紀の修道院では「現在の精神療法家に劣らぬほど人間の心性に通暁した人たちがいてカウンセリングにあたっていた」

(『中世』)そうである。

悪魔つきは、西欧近世のもっとも著名な文化依存症候群であるが、これが魔女狩りの対象になったのは、近世における修道院治療文化の衰退を物語るもので、本来悪魔つきは修道院において悪魔祓い(エクソルシズム)を受け、時には終生修道院に保護された。「一七世紀の悪魔神経症」においてフロイトはその一例を取りあげている。一八世紀のサド侯爵も性行動の諸相の知識を伯父のイエズス会神父の膨大な蔵書から得ている。修道会の一部が蓄積した、人間的現実の集積は厖大で余すところがなかったというべきだろうが、告解を出所とするために門外不出であり、修道院は次第に直接の精神医療から遠ざかった。

この点からみて、一五世紀末、主にスイス・チロル地方の告解の内容として作製された魔女狩りのテキストブック『魔女への鉄槌』は、その後二百年以上にわたってほとんど独占的に新教・旧教を問わず魔女摘発の指南書たりつづけるが、この告解の悪用は、この時期における教会の堕落を反映していると私は思う。啓蒙家たちの中に、暗く遅れたけがらわしいものを身辺から排除し、社会を啓蒙(illuminate——明るく)しようとして魔女狩りに協力し、中にはそのお先棒をかついだ者さえいた。また最近訳出されたロールシャハの先駆者システィーヌス・ケルナーの奇書『クレクソグラフィー』(星和書店、一九九〇年)さえ、魔女狩りの雰囲気を持たないではない。ゲーテの『ファウスト』のヒロイン、グレートヒエンは、よく考えればうら若き魔女である。

しかし、治療的伝統も全くは変質していなかった。フランスの医師、精神科医で神父の資格を持つ人は近年までけっして少なくなかった。また告解は現在においてもカトリック教会の重要な機能――秘蹟――であり、すくなくとも南欧諸国、中南米の非都市地帯においてはなお広く行われている。この精神衛生上の強力性は、精神科医がその空白を身を以て埋めた二〇世紀にあらためて納得させられた。悪魔つきは現在も欧米に健在であるが、治療には精神科医とエクソルシストの協力が必要とされている。向精神薬だけでは、なかなか悪魔は退散しない。わがキツネツキと同様である。

中南米あるいはフィリピン出身の人が、日本において精神医療を必要とする状態になる時、もっとも信頼できる治療パートナーは実につねにカトリック教会である。航空機による患者の本国送還はつねに、航空会社との必ずしも愉快でない交渉を必要とするが、これを依頼にこたえて大いに軽減してくれ、帰国先の空港に尼僧を待機させ、その地の修道院にベッドを用意し、かりに僻地であっても、その自宅まで必ず責任をもって送り届けて下さるのは、カトリック教会である。

(4) メスメリズム・催眠術・フロイト

さて、シャーマニズムから発してキリスト教的精神療法（エクソルシズム）にいたり、さらに近代にいたればいたるほど、治療者と患者との一方通行性が増大するのを、われわれは見てゆかざるを得ない（再び図12）。

一七八〇年前後は、エクソルシズムが敗退して、脱宗教化されたメスメリズムに取って代わられる転換期である（エランベルジェ）。メスメリズムは、今日催眠術と同一視されているが、文化依存症候群をヒステリーと同一視するのと同じくらい粗雑な同一視である。両者の違いは、それでは、どこにあるのだろうか。メスメリズムは、患者と治療者との治療その他についてのたえざるバーゲニングのうえに成り立っている。メスメリズムといえども、治療者は患者の上位にある必要があり、貴族から使用人へ、将校から兵隊へは術がかかるが、逆はない。これは当時から顕著な事実であった。しかし、この時期におけるフランス貴族のマイルド・パターナリズム（慈父主義）の反映であろうか、患者のほうが治療者に対してほとんどつねに、いかなる方法を用い、いかなる薬を処方し、そしていつなおるかまでを指定し、治療者がそれに対して交渉し、合意したところにしたがって治療するというやり方であった。人工的夢遊病の中で、患者はふだんより賢明になり、敏活になった。そして貴族を対等の表現で呼んだ。

催眠術は、これとまったく異なり、術者はまったき全能者として被術者に臨み、被術者は全く術者に対して無力である。もっとも、この絶対的支配服従関係は、服従者側の無意識の共謀というべきものが加わっていて、それがなければ、催眠術は無力である。すなわち、被術者は催眠術と術者にわれ知らず賛同し屈従していることが前提となる。非常に反道徳的な指示たとえば殺人は催眠によっても実行させえない。このことは、一九世紀に催眠術が犯罪に利用される可能性について白熱した議論が行われた中で明らかとなった。

一九世紀に成立した純精神病院においては、患者の側の希望はまったく問題にならなかった。そこでは治療者の「理性主義的専制」が成立した。エスキロールのシャラントン精神病院においては、中心に「理性の女神」が鎮座し、病棟は、この「神殿」を形成する、いわば柱廊の位置にあって、すなわち、「中心」に対して「周縁」をなしつつ四周をめぐっているごとくみえる。ここにおいて、患者の「地位低下」は一つの純粋性にまで達したかに見える。

この点に関してフロイトはきわだった位置にある。かれは催眠術から出発して次第にそれを放棄し、自由連想法に達するのであるが、この過程において、患者は治療の進め方のみならず、きわめて具体的な方法と枠組みを、報酬の支払い法にいたるまで告げられた上で、治療の取り決めが成立する。力動精神医学のもたらしたもののうち、歴史に何がのこるにせよ、患者の治療者に対する一定の権利を確保したことはのこる。フロイトにはじまる力動精神医学は、主体としての患者の復権を、このとぼしき時代にあって果たしたという評価がありうると思う。それは、患者の想像力さらには神話生成力の復権でもある。しかもそれは催眠術と異なり、患者の生成したミュトスが患者に還元されることなくただ治療者のものとなって、患者は「どうしてかわからないがよくなった」ということで済まされるわけではない。

フロイトは、彼の世紀における医師の権威主義的傾向にもかかわらず、自己のカリスマ化を慎重に排除した治療ルールを創出した。彼の地位はカリスマ的であったかもしれないが、人間としてそうでなかった。むしろ、彼は、サイバネティックスの創始者ノーバート・ウィーナーと同じく、天才の頭脳と小市民の心情を持っていた。

一般に治療文化において、患者とその家族は、治ってきたということ以外というか以上というか、治療費と家族の分担した治療努力とに対する反対給付をもとめるものである。それは、理由の解明あるいは治癒の証拠である。歯科医は抜歯した歯を患者にみせる。外科医も切除した虫垂をみせる。精神医学的治療文化においては、最初期から「見せる物」に腐心してきた。シャーマン文化においては、ボアスの報告するカセリドというシャーマンは血まみれのミミズを口からだして、これを病いの原因として提示することによって乗り切っている。むろん、ミミズを口中にふくんだ上で口腔粘膜のどこかを自分で嚙み切ったわけだ。精神医学という、治癒にかんしてもっともあいまいな医術において「洞察」という治癒の証拠を発見したことは、力動精神医学の重要なポイントであった。すくなくとも「理由」を重視するヨーロッパ文化の下位文化としての精神医学的治療文化には要石《かなめいし》である。それだけでなく患者と治療者との相互作用性を回復した。これなくしては、いかに「人道的」な精神病院も患者の排除というそしりを完全には免れることはできないだろう。治療文化はシャーマニズムのごとく重要な成員として患者をふくむのであって、そうでなければ、治療文化として大いに欠けるところがある。

*

しかし、病者との共存は、特に精神医療において言うは易く行うは難しい。それは、患者自身の内部において精神病的諸現象との共存が困難であるという事態と無関係であるまい。そうではあるが、この課題への成功の程度は、治療文化の多様性の包容力から、宇宙論的十全性とでもいうべきものまでを測るパラメーターの一つであると私は考える。その点からいえば、啓蒙主義に拠る正統精神医学には大いに欠けるところがある。それは非共存的治療文化で、危険なものの排除の上に立った清潔な世界の建設をめざす。「清掃《パージ》」「忌避」という点では「魔女狩り」の延長線上にあるといえないわけではない。

今日ヨーロッパの精神病院はわが国より遥かに快適な印象を与えるが、しかし反抗する

表 5　“正統”精神医学と“力動”精神医学(中井久夫『分裂病と人類』東京大学出版会，1982 年，p. 168 より修正再録)

	“正統”精神医学*	“力動”精神医学
出自	平野の文化 啓蒙主義者	森の文化 ロマン主義者
担い手と治療の場	大学，精神病院の精神科医 主に病院“施設(インスティテューション)” (多少とも閉鎖的，専門家意識)	神経学，内科学など他分科出身者，開業医，心理療法家 施術者のオフィスで (多少とも個性的，アマチュアリズム)
医学としての引照基準と傾向	距離ある観察 個別症状と統計学的結論を重視 症状重視(記述) 形式面重視 精神病に範例を求める(多少とも多元的原因論，あるいは原因論への禁欲) 悲観論的 厳密性重視 成人の常識的正常性よりの離隔を問題にする 静的分類(診断)的体系に傾く	関与的観察，または治療をとおしての知識，症例を重視 生活史重視 内容面重視(解釈) 無意識的動因重視 神経症に範例を求める(一元論的原因論に傾く) 楽観論的 仮設的推論重視 幼小児，正常者の潜在的・病的な面に注目する 動的構造に傾き，展開(治療)面を重視
治療文化としての性格	体制的．精神鑑定に巧み 一般教授法による伝達 症状の除去，労働能力回復，常識性への復帰をめざす 医学の一分科としての精神科の医師という自己規定 治療環境の整備を重視 身体療法・環境療法を重視 対象：どちらかといえば民衆マス(団塊)としての処遇に傾く	党派的．精神鑑定になじまない 個人的実施指導による伝承 人格の歪みや発達の未熟さの克服をめざす 治療者のあり方をみずからに問う 治療の場の構造を重視 可及的に心理療法を重視 対象：どちらかといえば何らかの意味で卓越した層(権力，富，知力，その他において)，独自な存在としての個人，という見方に傾く

＊別称――伝統的，講壇的古典的(心もち狭い範囲を指すとき)，常識的(イギリス，スコットランドの言い方)，記述的，現実的(社会主義圏の言い方)な精神医学．本論文の「SMOP」はその現代型．

患者、暴力患者にたいする処遇は、一般にむしろわが国よりも非寛容である(『岩波講座 精神の科学』8、鈴木純一論文参照)。西欧のセキュリティ・ホスピタルすなわち保安精神病院は、きわめて厳重な管理下に置かれ、かならずしも裁判をへた犯罪精神病者でなく、通常の精神病院において管理できないとみなされた患者を強制収容している。これは、最近のわが国精神科医調査団のもたらした驚くべきレポートにある。欧米においても力動精神医学の補完的・解毒的意味は、依然失われていない(表5)。

医師に口答えする患者が直ちにセキュリティ・ホスピタルに収容されていたのが、一昔前の英国のいつわらぬ実状である。医師でなく看護士、看護婦への反抗は、決してそのような処遇変更をもたらさなかった。「ジェントルマン」である医師と「パブリック」である看護士、看護婦との階級差を反映する事実である。なお鈴木氏によれば、イギリス精神病院に網元(ジェントルマンである)がうつ病で入院したところ、漁夫の患者たちが急におとなしくなった。時に「階級」は「精神医療」より強いらしい。

3　力動精神医学の起源を求めて

私は一九七七年秋、名古屋市の援助の下に、力動精神医学の起源の地を、エランベルジェの『無意識の発見』を〃ベデカー〃案内書として鉄道または徒歩で歴訪した。私を驚かせたのは、それが狭い西欧でも更にごく一部の狭い地域に発祥し、その発展も、もっぱらその地域を中心として、そのあとは、〃出かせぎ〃、〃橋頭堡つくり〃に終っていることであった。スイスの北半分、ウィーンとそのごく近郊、オーストリアとハンガリーの国境にある小さなブルゲンラント、アルザス、ロレーヌ、フランス・アルプスのごく一部、南ドイツのヴュルテンベルクとバーデン両州の一部にほとんど尽きる(図14)。

　これらの地帯には共通性がある。平野部でも山岳部でもなく、森の中央ですらない。おおむね、平野部が森あるいは山に移行するところ、あるいは湖と森のはざまである。氷河のつくったヨーロッパの景観においては、しばしば、移行帯は狭く、湖のみぎわに立てば、前山《フォーアベルク》はすでに頭上にそびえる感じがある。そして、名高い氷雪の山々は前山の向うに異界として予感されるのみである。これらの地帯はヨーロッパの辺境であって、キリスト教以前の伝説が残り、魔女狩りの盛んであった地帯である(逆は真ならずで、魔女狩りの盛んな地帯は必ずしも力動精神医学の発祥地ではない)。この辺りのことは、拙著『分裂病と人類』(東大出版会、一九八二年)の第三章に「西欧精神医学背景史」として私なりの見解をかなりくわしく述べた。表5にみるとおり、ヨーロッパにおける二つの精神医学の伝統の対比はその出自すなわち平野の啓蒙主義的文化と森のロマン主義的文化の対立である。

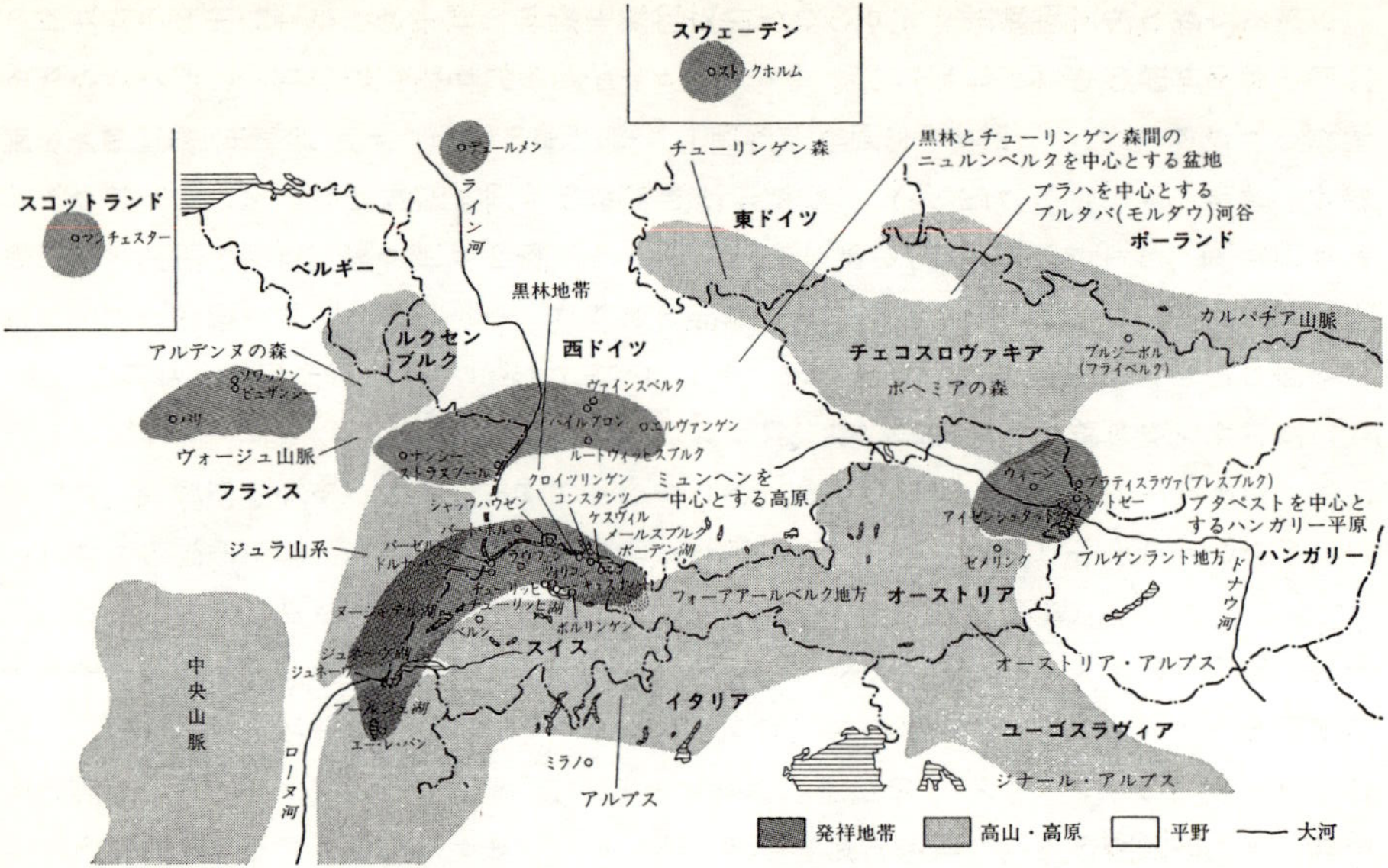

図14　力動精神医学の発祥地

力動精神医学の発祥地

力動精神医学の発祥地は意外に狭い。最初の発祥地はスイス・ドイツ国境の大湖ボーデン湖(コンスタンツ湖)であって、メスメルはこのほとりに生れ、死ぬ。ユングの生地も、ロールシャッハの少年時代を過した土地も、ここであり、一九八二年に閉鎖されたと仄聞するビンスヴァンガーの「クロイツリンゲン療養所」もここにあった。ここから流れ出るライン河が急流をなしてバーゼルに至り、にわかに北に転じてライン河谷を形成しつつドイツに入るまでにもゆかりの地が並ぶ(ボーデン湖・ライン河流出口複合)。

第二の複合はジュネーヴ湖(レマン湖)の周辺にはじまり、北のヌーシャテル湖、南のブールジェ湖を含み、南東は、アルプス西部、海岸《マリタイム》アルプス、西は中央山塊の東崖にはさまれたローヌ河谷の東崖、北は、スイス・フランス国境となっているジュラ山系と、その北の延長というべきヴォージュ山脈の東から北にかけて、ヴォージュ山脈がその西崖をなすライン河谷の両岸をはさむ。西はアルザス、ヴォージュ山脈をこえたロレーヌで、東は、河谷の東岸にひろがるゆるやかな山岳森林地帯「黒林」の東端に集中する。

この複合は南部と北部に分けてもよいが、共通点もある。(1)スイス・ドイツ語圏を除外し、(2)魔女狩りが一六—一七世紀にもっとも盛んだった土地であり、(3)三十年戦争の前後に旧教地帯から新教地帯に、そして再び旧教地帯に、と短期間に宗旨替えを強制させられた地帯である。

西はヴォージュ山脈の彼方ナンシー、さらに、山脈の延長であるアルデンヌの森に伸びる。当時のアルデンヌの森は今日よりも更に大きく、ピュイゼギュール侯の城館のあるソワッソンは森の中の町であった。これをアルデンヌ複合と別に名づけるのは、ピュイゼギュール侯が樹木崇拝というキリスト教以前古層の「森の文化」より出てきたからである。ところが東部は、東はシュトゥットガルトの東にあるフランケンヘーエの丘陵に限られ、その西麓に集中し、決して、ミュンヘンを中心とするバイエルン高地、ニュルンベルクを中心とする盆地へは入らず、独仏国境地帯、そのドイツ部分においてはフランス文化への傾斜のみられる地域、の中に収まっている。

第三の複合は、チューリッヒ湖に「心理学湖」の別名を冠せしめた複合で、チューリッヒ湖畔複合といいうる。ユングはじめドイツ語を話すスイス人が中心となっている。

第四と第五の複合はパリであって、ここでは、森林の縁辺地帯にある小都市から出てきたユダヤ系の人たちの活躍がいちじるしい。ただしパリのジャネは母方を通じて半アルザス人である。

最後の複合はヨーロッパの北西周縁地帯をつなぐもので、ラングドック(南仏、旧プロヴァンス王国)のトゥールーズから北イギリス、アムステルダム、北ドイツを経てストックホルムにつながっている。このヨーロッパ辺境複合を除いて、海に関連した地帯はない。

個人の動きをみても、山(森)と平野の移行部からの者が多い。フロイト一家がボヘミアの森の中の小都市からウィーンに移住したごとくである。一般にウィーンとパリは、力動精神科医の修業地か見せ場になっているが、ユダヤ系の人が大都市に落ち着く傾向があるのは、スイス系の人が、森と湖のほとりを一時的にしか離れないのと対照的である。

「森と平野の文化」と言っても、スイスは中間地帯が狭く、ヴォージュ、アルデンヌ、黒林地帯には氷冠にこすられたゆるやかな高低のある土地がつづく。いずれもわが国の山地と平野の接点の景観とは大いに異なっている。
もっとも宗教的治療者の出身はより高山（〝最後の祓魔師〟一八世紀のカトリック僧ガスナーはフォーアアールベルク山中）であり、活動地もより深い森になる傾向にある（黒林地帯の一九世紀における一女性に巣食う悪魔との闘いブルームハルト父子のように）。
（地図は、おもにエレンベルガー『無意識の発見』に付した中井作製のものによる。ただし、単に服務のために赴任した土地は除いた）

アルデンヌ複合
ソワッソン
近郊ピュザンシーはメスメリズムのうち「人工夢遊病」を開発したピュイゼギュール侯（一七五一—一八二五）の領地、主な活動地（一八世紀後半）

パリ複合
メスメルの活躍（一七七八—一七八四失踪）。ドゥルーズをはじめ磁気術師たちの活躍地（一九世紀前半）、シャルコーの「サルペトリエール学派」（催眠術）、フロイトとシャルコーとの運命的出会い、ジャネの活躍地（一九世紀末—二〇世紀前半）、シュルレアリスムの力動精神医学受容。

ヴォージュ・ジュラ・西アルプス複合
ナンシー
近郊ポン・サン・ヴァンサンでリエボー（一八二三—一九〇四）磁気術から暗示術に進む。リエボー、ベルネーム（一八四〇—一九一九）の「ナンシー学派」（一九世紀後半）。
ストラスブール
ピュイゼギュール侯支持の貴族磁気術師たち「盟友調和協会」を設立（一八世紀末、大革命直前）——症例治療記録のはじまり。ベルネームの生地。ジャネ夫人の生地。
ヌーシャテル

エステル（デスピーヌの患者の名）の生地。
エー・レ・バン
デスピーヌ（エステルの治療者）の活躍地。
ジュネーヴ
フルールノワ（一八五四―一九二〇）（ヘレン・スミス症例の研究者）の活躍地。
ミラノ
モルセルリ（二重人格者エレーナの治療者）の活躍地。

シュヴァルツヴァルト（黒林）複合

ヴァインスベルク
ユスティーヌス・ケルナーの活動地（一七九一―一八六二）。超能力者フリーデリケ・ハウフェ（一八〇一―一八二九）居住。
バート・ボル
ブルームハルトの後期活躍地（初期のメトリンゲンも近く）。
ハイルブロン
作家クライストが『少女ケートヒェン』で夢遊病を描写している。
エルヴァンゲン
ガスナーの祓魔術公開地（一七七五）。
ルードヴィッヒスブルク
ユスティーヌス・ケルナー幼年時代を過す（一七八六―一八〇二）。

ボーデン湖畔〜ライン河流出口複合

イツナング
メスメルの生地。
メールスブルク
失踪したメスメルの再発見地（一八一三）、逝去地（一八一五）。
ラウフェン
ユングが幼年期を過す。
クラインヒューニンゲン
ユングの居住地。
シャッフハウゼン
ユングの妻の出身地。ロールシャッハが幼年期を過す。

ケスヴィル

ユングの生誕地。

クロイツリンゲン

ビンスヴァンガーの診療所所在地。

フォーアアールベルク地方

寒村ブラーツはガスナーの生誕地(一七二七)。

ドルナッハ

シュタイナーのゲーテアーヌム所在地(人智学創建(一九一三)の際につくられた中心地)。

バーゼル

ユングの祖父の活躍地。ユングがこの地の大学卒業(一八九九)。

ベルン

精神療法家デュボワの活躍地。

チューリッヒ湖畔複合

湖の周航がユングの冥府下り(一九一三―一九一九)の始まりであった。

キュスナハト

ユングの後半生活動地(一九〇八―一九六一)。

ボルリンゲン(キュスナハトの対岸)

ユングの自作した塔、別荘の所在地。

チューリッヒ郊外ブルクヘルツリ

オイギュスト・フォレルの活躍地、オイゲン・ブロイラーの活躍地、ユングの青年期活躍地。ユング研究所の所在地(一九四八―現在)。

ボヘミア森複合

フライベルク(プルジーボル)

フロイトの生誕地。

ウィーン・ブルゲンラント複合

(ドナウ河がオーストリア・アルプスとボヘミア山塊の間を通りハンガリーの平原へ出るあたり)。

ウィーン

メスメルの初期活躍地(一七七三―一七七七)。フロイトの活躍地。アードラーの活躍地。ベーネディクトの活躍地。

ブルゲンラント地方

キットゼー

アードラーの両親の出身地。

アイゼンシュタット

モーリッツ・ベーネディクト（一八三五–一九二〇）の生地。

ヨーロッパ周縁複合

トゥールーズ

中世における恋愛評定――年少男性に対する貴婦人による一種のカウンセリングの地。磁気術師ラッセーニュの生地。

マンチェスター

ブレイド、催眠術を始める。以後、心霊研究会おこる。

アムステルダム

詩人ヴァン・エーデン、最初の精神療法診療所（アンスティテュ・リエボー）をつくる。

デュールメン

超能力者カタリーナ・エマリヒ（一七七四–一八二四）の居住地。

ストックホルム

ヴェッテルストランド、持続催眠治療を開始（一九世紀後半）。

「森に二十歩入れば（権力から）自由である」とルソーの言うとおり、西欧文化における森と平野の対立は、画然たるものがある。

「治療する老婆の文化」（前述「西欧精神医学背景史」参照）はこの狭い境界、しかし逢う魔が刻にフェアリー・エンカウンター（妖精遭遇）の起こる重大な境界に生れた。彼女らは森の薬草を採り、枯葉を踏んで茸をとった。強心剤ジギタリスはダーウィンの論文とウィザリングがプライオリティ騒動を起こす一八世紀末をへだたること少なくとも数世紀前、すでに彼女らの発見するところであった。そして彼女らのところに、恋に悩む男女が忍んできた。老婆（必ずしも高年齢を意味しない）は求めに応じて〝媚薬〟も売ったが、カウンセリングも行っていた。老婆は知りすぎた人となった。ゾルダン＝ヘッペの大著『魔女裁判』――ほとんどすべての魔女狩りの本は遡ればこの本に帰着する――に載せられた魔女に対する判決文を読めば、「キャベツ畑に大量のカタツムリを発生させ」「大風を起こして小麦畑を潰滅」させている。その他乳牛が乳を出さなくなり、新床で花婿がときならずして萎えるとき、彼女らはその罪をあがなう小羊となった。この時期、寒暖つねならず、ブリューゲルの絵にみるごとく中欧の河川は氷結し、判決文の種にはこと欠かなかった。なおまれな豊作の年にもカーニヴァル的雰囲気のなかで、魔女が焚かれている。祝祭にも犠牲が必要だったのであろう。彼女たちの遺書を前掲書に読む時、言うことばを知らない。なおドイツにおける「魔女親近的な」あやしの雰囲気の、二〇世紀における残存についての示唆は、トーマス・マンの『ファウスト博士』にみられるごとくである。

一九世紀前半において啓蒙主義的正統医学中心地であったパリとウィーンが、こんどは一九世紀後半の力動精神医学をになう。この両都市の両義性は、ヨーロッパ都市を、柳宗玄の言うごとく、過去にヨーロッパ全土を蔽いつくしていた森林の石による再現とみる時、ある程度うなずける。もっとも、パリもウィーンも大学は力動精神医学を拒みつづけた。力動精神科医は、おおむね、この二都市の市井の「石の森」の中で働いた。

持続的に力動精神医学的活動をつづけたのは森の国スイスのみであった。このささやかな空間においては、当然、個人症候群が卓越する。無記名《アノニーム》な患者のありえない世界である。力動精神医学が、個人症候群的治療文化の刻印を、持ちつづけているとしたら、それは、そのゆりかごの地スイスのいちじるしい特性にあるかもしれない。力動精神科医たちは、森と湖（あるいは平原）とのはざまから出て、全世界に、その主張をひろめたが、一方、ウィーンはともかく、今日スイスは依然として精神療法の一中心であり、それだけでなく精神療法の自己更新力を持っている、世界でも数少ない中心である。

一〇　精神科治療文化の複数性

1　エランベルジェの逆理

精神科治療文化にとって重要な問いの一つは、私にとって(おそらく他の多くの方々にとってもおそらくまた)、エランベルジェ(エレンベルガー)が大著『無意識の発見』の最後に問うた問いである。それは、医学は科学的医学として一つであるという傾向が強烈であるが、精神医学もその方向に進むべきであろうか。しかし、それでは、力動精神医学の諸流派が得た多くのものを失うことになる。では、並存する多くの流派を認めるべきか。そうなると、精神医学においては原理的に統一できず相矛盾さえする複数の医学の存在を認めることになるが、これは異常ではないか。このディレンマをどう解消すべきか、自分には答えがみつからない、と彼は言っている。

ここで、医学は一つであるべきなのか、という大前提がすでに問題であるが、この問題の立て方自体にある素朴さが含まれていることをいっておけば、さし当りはよいだろう。エランベルジェは、彼の大著『無意識の発見』と論文集『ミュトス再興の動き』に徴する限り、未開人の治療に彼の言う今日の「精神療法的爆発」のあとの再生の契機をみる人であると同時に、いくぶん通常の啓蒙主義的進歩史観を、おそらくさほど意識せずに、採用している人である。(実際の氏は七十余歳にして、少年の含羞と好奇とをあわせ持つ瘦軀白髪の人であった。)

「未開人」ということばは"primitive people"に対する文化人類学の正式訳語だそうだが、"primitive"ということばの「根源に近い」という微かな残響は全く失われており、使うにほとんど耐えないが止むを得ない。

(1) SMOPと精神科医の有徴性

一つの問題は、近代都市型精神医学と力動精神医学との関係である。もっとも、近代都市型精神医学ということばは、ランボの「ナイジェリアにおいても都市の分裂病はヨーロッパと変らず、ブッシュ(叢林地帯)の分裂病は違う」ということばに支持されるとはいえ、不正確である。(出自はともかく、力動精神医学も、今日では都市の医学だからである。) したがってわれわれは、これを「標準化指向型・近代医学型精神医学」(standardized branch-of-modern-medicine-oriented psychiatry——

SMOP と略称する）と命名しよう。医学生に医学部の他分科と同じ関係で教授し得る精神医学というほどの意味がある。「スコットランドのエディンバラ大学で教育を受け、イングランドのモーズレー病院で研究と専門医としての研修を行った人」が、おそらくもっとも純粋に保持しているような精神医学である。これは、きわめて狭くかつ操作的定義に見えるだろうが、範囲をこれ以上に拡大すると必ず夾雑物が混入する。

ＳＭＯＰの有利な点は、流布性である。現代の医学教育を受けた者にはもっとも分りやすい精神医学で（一般公衆には必ずしもそうでないかもしれないが）、したがって第三世界の指導的精神科医は、おおむねＳＭＯＰの修得者である。普及になじむという性質は、行政官の精神医学となりやすいことでもあり、また上からの啓蒙に適していることでもある。そのため国内的には社会精神医学と結合し、国際的には一九七三年の「アルマ・アタ宣言」までＷＨＯの公認精神医学となり、精神医学啓蒙書の多くは、ほとんどＳＭＯＰにのっとって書かれ、医師、歯科医、看護婦、心理療法士、作業療法士、薬剤師などの資格試験は、ＳＭＯＰを本体とし、重ねるにうすめられた力動精神医学のいくらかを以て上塗りされている。事情は、欧米でもわが国でも、おそらく第三世界でも変らず、「四つの近代化」以来、中国もこれを採用しつつある。

『中国精神病学教科書』あるいは夏《シャ》教授の『中国医学百科全書・精神病学編』は、きわめてすぐれている。生物学的精神医学と中医的疾病観、DSMⅢと色脈舌診、抗精神薬(わが国では「向精神薬」と書くが、しばしば中国流に「意味ある誤記」がなされている)と中薬、鍼灸が併記されたユニークな全書である。

また、SMOP内の差異を統一することは一九六〇年代からWHO内で準備され、一九八〇年代から顕在化しつつある傾向である。SMOPは、特殊な資質を必要とせず、医学部を出た〝普通人〟の実践しうる医学をめざし、従前の精神医学あるいは精神科医が帯びていた有徴性の消失をめざすものである。この有徴性は、精神科医が誕生する一九世紀後半はもとより、精神医学を専攻する内科医が誕生する一九世紀初頭よりもはるかに古く、そもそも「狂える人」に近づき看取る人たちから引きついだものであって、かつての刑吏、葬儀人、岡っ引、掃除人などの有徴性とシャーマン、雨司、予言者の持つ有徴性とが一つになったものであると私は思う。

斎藤茂吉の最初の歌集『赤光』に連作「狂人守」八首がある。「としわかき狂人守《きやうじんも》りのかなしみは通草《あけび》の花の散らふかなしみ」――。この歌は中学生時代のプリントによって長く私の記憶に残った。記憶はいつしか「あけび」を「馬酔木《あしび》」に変え、万葉びとの好んだ、スズランに似る白い花を春は葉陰に群がり咲かせながら褐色の残骸を久しく枝に残す姿を精神病院の医師(ならびに患者)と重ねさせたが、「あけび」ならば、薮のとりわけ陰の深いところにひっそりと濃紫の傷みやすく小さな花びらをはらりと散らす。自殺患者と中国人患者とに触れた歌の間にその歌はその花のようにある――。

この有徴性は、時に精神科医のやや倒錯した自尊心を支えているかにみえるが、「強がり」の面がある。最近、ある大学において「精神医学」講座の名を廃して「第四内科」を以て代える提案がなされた。一九四九年以前に存在した講座は廃止できないという内規があるとかでこれに拠って却下されたが、この精神科医側の「有徴性消去運動」と対応するのが、近代内科系医学(modern medicine)とくに内科医における精神病の近代医学的治療への情熱であって、これが精神医学が内科より分れて一世紀後の今日も脈々と流れていたことは、はしなくも「腎透析によって分裂病が治る」という、その後二年にして消滅した報告が出た時に露呈した。猛然たる関心を示したのは私の知る限り精神科医よりも内科医であった。これは、科学的医学の王たる内科学が受身の技術でなく、捜索撃滅(search and destroy)の意気に燃える学であることを示している。実際、科学的治療においては異常数値の出るまで検索範囲を無際限に拡大する。ある内科医の言によれば多数の数値の示すパターンを高速で読み取って決断を下すのが内科医の本領だそうである。この戦隊司令ふうの表現は医師における男性性回復の根づよい願望をも思わせるものであったが、それはさておき、逆も真とされて、異常な数値が皆無の場合は、たとえ患者がいかなる愁訴を持っていようとも、時には肉眼的な異常がある場合でさえ「異常なし」として治療終結を宣言されることもある。「異常を求める患者候補者」が時に病院を転々とする。両者は互いに「入れ子」関係にある。すなわちかかる医師なくしてかかる患者はいない。

(2) 精神医学はSMOPに収斂しうるか

精神医学は、独自の縄ばりを持つかにみえるが、近代内科系医学的な意味での「原因」を解明された病いが次々と精神医学から取り去られるのも、精神医学史の辿った命運である。実際、SMOPへの指向は近代内科系医学全体の経験論的素朴唯物論に馴染むもので、この傾向は、生物学的精神医学の遅々とした前進に苛立ってこそいるが、この遅延は中枢神経系がもっとも複雑な身体システムであるから当然と認められ、目下は「向精神薬」の有効性を手がかりに、〃医学的実体〃(medical entities——疾患のこと)に到達しようと努めつつある。もっとも、向精神薬は、自律神経遮断剤より出発し、臨床家のすべての知るごとく、分裂病に対する代表的な薬物も、器質性精神病、たとえば出産や手術直後、老人の動脈硬化、アルコール症などの譫妄(意識混濁プラス幻覚)にははるかに少量で迅速に奏功するのであって、あるいは一種の作用の〃あふれ《オーバーフロウ》〃あるいは間接的な〃玉突き効果〃によって分裂病にも(より大量を要しより遅鈍より不確実にであるが)効果をもたらしている可能性がある、と私は考えている。しかし、科学の限界を具体的に予言した者はほとんど敗れたのであって、それは科学があらゆる問題を解きうるというのでなく、予言することによって逆に科学に対して問題を与えてやったためもあり、「限界は両側からしか確定しえない」(ヴィトゲンシュタイン)のが不可能なためでもある。私は、「分裂病は科学では解けない」立場をとらないが、「限界が両側からしか確定しえない」ならば、分裂病的意識のみならず意識一般の限界が確定しえないことになり、おそらくそのとおりであろう。

その近代内科系医学指向性にもかかわらずSMOPの目標を達成しないのは、精神医学が蒼古性すなわち古型の医学、いわば「ヒポクラテス的伝統」の痕跡を今日もっとも残している医学分科だからである。医学細分化の過程の皮肉は、その果てに、もっともよく全体(心身といわず身体全体ですら)を論じうる医師を麻酔医、放射線科医、精神科医という医学の比較的縁辺の分科にもっとも多く残すに至ったことである。その中で精神医学はとくに(近代内科系医学的な意味での)原因不明の、そしてマネージメントの難しい病いを割り当てられつづける運命にある。

「てんかん」患者はもちろん、うつ病患者さえ、処遇困難とされる人以外は、内科小児科で診察されるようになった。その結果、精神科の患者は、みずからの意志を以て――多少の助力はあるにせよ――精神科の戸口のシキイをのりこえた人であり、どこかさわやかないさぎよさを感じさせる人たちとなりつつある。これはたとえば、心療諸科の患者の一部と好対照である。

このことは、SMOPが、いかなる達成によっても——ひょっとして精神分裂病が近代内科系医学的に解決されてさえも——ついに純化しえないものを残す可能性を暗示する（すでに合衆国とソ連の精神医学では、麻薬およびアルコール症が分裂病をしのぐ大問題とされている。これはマネージメント的側面を強化する事態になりかねない）。そういう「区画整理されない部分」が医学にあってはよくないなどと私は思わない。むしろ必要だという考えが十二分にありうるだろう。しかし次の暗示はもう少し暗鬱であって、社会精神医学で補完されたSMOPは（それが力動精神医学などに比してはるかに補完しやすいことはすでに述べたとおりであり、また現実にそうなのであるが）、最良の場合において「慈父主義《マイルド・パターナリズム》」、中等度において「行政的に妥当な管理《リーズナブル・マネージメント》」、最悪の場合においては、『一九八四年』（の全体主義国家を舞台にしたオーウェルの小説）の悪夢」となりうることである。この面を否認してもはかなく、必要なのはいかに弱毒化するかであるが、精神医学が弁護士と検事の二面性を持たざるを得ない「必然性」がかりにあるとすれば、これは、（個々の精神科医の自己の位置付け《シュテルングスナーメ》は別として）SMOPの平面においては消去しがたいかもしれない。すなわち、「医者は患者の弁護士である。医者は患者以外の何ものをも弁護してはならない」（フロイトの「ヴァーグナー・ヤウレック審判」法廷における発言）と言い切るためには、S

MOPでは足りないかも知れないということである。私の言いたいことは、別の平面からの補完なくしてSMOPの有効な弱毒化はありえないのではないかということである。現実にもSMOPは精神医学教育において力動精神医学を密輸入する。また「アルマ・アタ宣言」は公然と文化依存型治療者《ローカル・ヒーラー》とSMOPとの協力を指向するもので、もう一つの可能性を示唆する。しかし、ここでSMOPの問題にもう少し触れよう。

ここで、先験的に人間以外に分裂病はありえないとする見解を吟味する必要がある。しかし人間とは何であろうか。その位置づけを見るに、医師(別の理由によって哲学者)は「人間／動物／植物」という分割を採用する傾向にある。しかし、カビ学者は「動物／植物／カビ」という分割を採用するそうである(森毅氏の談)から用心しなければならない。「境界は必ず「人間」側(「自」の側ということだ)からなされ、境界を両側から確定することはできないから、切断(したがって分類)は任意である」という立場を私はとる。禅僧のごとく(?)「石」まで人間(この場合「仏」?)にふくめる立場があってもよく、一部の人種を人間から除くことは現に行われた。もっとも、おすすめできない分割とまあよろしいであろうという分割は、判断(価値概念として存在するのであって、「人間／ユダヤ人・動物／植物」や「人間／こども・未開人・分裂病者／動物／植物」はおすすめできないし、「イルカ／人間／動物／植物」は私の好みであるが、「宇宙人／地球人／その他」については保留する。「人間／家畜・栽培植物／野生動植物」がほぼ妥当と思うが、分割はまさに治療文化依存的であって「精霊・妖精など／人間／動植物」もあってよく、この分割の治療文化としての実績は「神／悪魔・魔女／人間／その他」よりもむしろすぐれているようだ。周知のように「アラー／人間／セタン、ジンなど／（らくだ?）／その他」も「神々・牛／人間の上位三カースト／スードラ／ハリジャン・その他」もある。ひょっとすると「分裂病になりうるもの」を人間と定義するのもよいかもしれないが、西丸四方教授は金魚鉢の観察から、金魚にも分裂病のがいることを主張しておられる。私もそのうち金魚を飼って眺めてみたい。なお、山口直彦と私は「二重人格はなぜありにくいか」（『分裂病の精神病理15』）において、「二重人格」から「憑依」（部分人格）を経てさらに、「固定観念」から解体に至る系列の連続性を示唆しておいた（一九八七年）。獣医精神医学においてはすべて心因性疾患とみられるものであるが、家畜においては非適応個体は端的に排除除去されうるので断定的なことは言えない。

＊

精神科の病いの分類が「家族類似性」に従うかも知れないことはすでに述べた。遺伝学は分裂病の遺伝性を多因子遺伝であると言っているが、これは環境因というのにほぼ等しい。遺伝子の活性化が一つでも行われないと表現型として現われない（ないしは別のものになる）ことになるからである。そうであれば遺伝子の発現はオペレーターあるいはサプレッサー遺伝子をつうじて環境条件に左右されるからである。一般に家族類似性による漠然とした境界づけになる可能性が高いであろう。そもそも多遺伝子遺伝の代表というか極限は〝人体全体〟であって、ウリのツルにナスビはならない。しかし同時に、枚挙し同定しえない環境諸条件が、たとえば鎖国以後も日本人の容貌体型をゆるやかに、しかし大幅に、変えている。そして容貌・体型こそ「家族類似性」をヴィトゲンシュタインが抽出した原標本なのである。つまり同定しコントロールできない要因が多すぎる。

「人体」といって「人間」と言わなかった。一卵性双生児遺伝の一致例(最近の報告は約三〇%)では妄想の形式までは一致するが内容までの一致はないらしい。(人間の思考内容が遺伝しえないことは、遺伝子の含むビット数(情報単位の数)と神経細胞のあらゆる組み合せのビット数を比べると後者が格段に多いという推論から示唆される。)遺伝学者メダワーが、生物学的遺伝機構ではまかない切れないから文化的伝統が「体外遺伝」として生じたと述べたのも一理がある。「本能がこわれたから文化が必要になった」というのもこれに近いおおまかな表現であろうか。なお蛇足であるが、遺伝を静的とみなすのは遺伝学者以外の人々であるようだ。

(3)　分裂病の不思議さ

それにしても分裂病には不思議なところが多い。「魂の死」というべきものをもたらしうるにもかかわらず、生命過程が巧みに守られている。酵素の大多数は遺伝子によってアミノ酸の一次構造が決定されるが、少なくとも生命過程の円滑な進行に関与する酵素の遺伝子が分裂病に関与している可能性は乏しい。生命過程に関与しない酵素の可能性はあるが、そういうものはフラクチュエーション(〝偶然〟による〝揺れ")を起しやすいであろう。まず制御・抑制・操作型の遺伝子の(それも生命過程を短縮しない)関与が考えられるのである。また前にも少し触れたが、人類社会における発生率が、もし、一般に言われているように、ほぼ同一の有病率で人口の一%弱であるとすれば、そういうことが多因子遺伝の場合に遺伝生物学的にありうることなのか、確率の高いことなのかどうか。あるいは――生物学的にか文化人類学的にか社会学的にかは分らないが――何ごとかが、この割合の犠牲者を必要とするのであろうか。

最近胎内で生存をはじめる時期のほとんど決定的な重要性が、急速に注目されつつある。一卵性双生児研究における一致性は、遺伝プラス胎内環境(こちらは二児間でやや異なるが)である。

電算機による解析は、分裂病とされるものが多種多元的であることを示唆している。その比(内部比)のほうは各地によってどうも違うらしいのである。さらに、電算機によるクラスター分析は現在のところ指標一つの取り方で全体が変る鋭敏すぎるもので、決定的な結果は出ないが、精神医学ではまだ名づけようもないグループを少なくとも三つ抽出した。診断基準を統一し、熟練者が半年に一回集って彷徨変動を最小にする努力を一〇年払った結果である。そして、どの診断基準を選ぶかは会議で決められ、クルト・シュナイダーの基準が選ばれたが、ラングフェルトの基準でもブロイラーの基準でも良かったのだ、とは会議に参加した人の言である。人類社会は文化の如何にかかわらずその一％弱にこの特別の有徴性を帯びさせる何かがあるのであろうか。ここで診断の信頼性を云々する人があるかもしれない。しかし、診断が危かしいところがあるとしたら——そしてそれはＩＰＳＳ（分裂病国際予備測深研究）の報告に示唆されているのだが——、決してナイジェリアやコロンビアでなく、とびぬけてワシントンとモスクワである。これはどういうことなのだろうか。

現在、この研究は第二次の一〇年間に入りつつあって、日本にもセンターが長崎に設けられているが、初期の会合に出席した人の話では「うつ病はビデオを通るが分裂病はビデオを通らないようだ」という。日本の分裂病患者のビデオを欧米の「分裂病診断の権威」たちは、「分裂病ではない、『文化依存症候群』だ」と言ってしりぞけ、東洋系の学者一人だけが、「分裂病だ」と言ったそうである。こういうエピソードは活字になりにくいたぐいのものだが、私はこれを聞いて実に深い衝撃を受けた。何年も前のことだが「われわれは辻つまあわせをしているにすぎないのだろうか」と深く考え込んでしまった。

これをふまえた上で、古くから、たとえばナイジェリアのランボは、都市には西欧型の分裂病が発生し、西欧と同じく神経症との鑑別が問題となるが、ブッシュ（西アフリカの叢林）の分裂病は明らかに別で、少くとも器質性精神病との鑑別が問題になる点において、両者は異なっているとしていることを考え合せよう。最近の一総説(文献22)は過去一世紀とくに最近四半世紀の第三世界における分裂病の予後についての報告を批判的に吟味し、一つの報告を除いてすべて第三世界の分裂病の予後は、「先進国」よりよいとしている。唯一の例外はバントゥー族についての南アフリカの報告であるが、総説者によれば、それは「アパルトヘイト」下の西欧型精神病院におけるバントゥー族患者が同じ病院の白人患者よりも予後がよくない、すなわち、絶対的にも相対的にも不良だという報告であって、別の(近代型精神病院に入院していない)バントゥー族分裂病者は他の第三世界患者と同じく予後が良いのである。予後には一般的文化的パラメーターばかりでなく、看護・収容文化的パラメーターが顔を出している。

2　精神科医と土着治療師

「アルマ・アタ宣言」は第三世界における西欧型精神科医の絶望的不足の衝迫《インパクト》を受けて出されたものであるが、アフリカの新独立国の厚生大臣に土着治療師《ローカル・ヒーラー》、魔術治療師《マジカル・ヒーラー》が就任したという背景もあるらしい。精神科医と土着治療師との協力を打ち出したのである。第三世界の近代型精神科医は何人いるであろうか。一九八一年において人口一二億の中国に一五〇〇人、一億五千万のインドネシアに一五七人。これが第三世界の精神科医の最多国である。あとは一〇年前の統計によらざるを得ないが、皆無の国は別としてパプア・ニューギニアの一人が最低、フィリピンやマレーシアが二、三十人なのはまだしもで、人口六億のインドが(誤植でなければ)九二人である。アメリカの二万人、わが国の三千人ないし六千余人と比べていただきたい。(わが国の数が変動するのは届け出ればその科の医師という事情による。ちなみに、六千余人は厚生省への届け出数、三千余人は少なくとも一、三年の精神科の専門訓練を受けた数、一五〇〇人はもっともポピュラーな学会誌購読者数、一〇〇〇人はある患者家族会が精神科医に値いすると判定した数として流布しているもの、五〇〇人はある患者会の同じ意味の数字である！)〔一九八〇年前後の数字である〕。

(1)　インドネシア体験

人数がある程度以下になると、分化性は必然的に減少する。中国に次いで一五七人と多いインドネシアにおいて一九八一年に小児精神科医は二人、精神分析医は一人である。ではどうなっているのか。事情を私の見聞から記そう。さらに一けた少ない国では、精神科医はもはや行政官である。しかしインドネシアの精神科医の大部分は臨床医である。大学病院は午前七時に開き午後二時に閉じる。その間、彼らは四、五百人の患者を診て処方を書く(完全な医薬分業である)。二時から四時まで休んで、四時から再び八時くらいまで、こんどは自宅で診る。政府の給与は大学教授で邦価四万円くらいであろうか。その不足を補うための努力である。私は彼らの勤勉と時間厳守に驚嘆した。日本の大学病院の外来は九時に開き一一時に受付けを締め切る。ある代表的大学病院は電話予約制をとり、患者は約三週間待つ必要がある。(もっとも約十余年前の話だがハーバード大学医学部関連病院では約半年の待機で、その間「七割は治る」そうである。) 別の大都市の大学病院と国立病院は申し合わせて特別の事情がない限り新患を一日四、五名に制限している。一方で一日の新患が一五人、三〇人という大学病院もある。精神科では一日二五〇人を診る医師、他科では一日四五〇人を診る医師を知っているので、絶対的数値としてはおどろくに値いしないが、インドネシアでは日常茶飯事である。(もっともほんの昨日の日本の姿でもあった。)

インドネシア精神科医のたえざる心配の種は、貿易赤字のために突然薬物輸入が止ることであって、ステロイドの途絶がいちばん恐れられていた(突然の中止は死を招くことがあるからである)。彼らの学会でわれわれの発表した絵画療法もうつ病の断眠療法も、薬を使わない治療法として評価されたのである。

精神科医の外来での機能は電光診断と処方に主力がある。それはそういうものとして高度の熟練に達しうることをわれわれは経験から知っている。われわれの時もそうであった。三分診療とあざけられようと、来院した患者が何時間待とうと、患者を翌日にまわして医師が帰るわけに行かない。(長時間診るほど恩恵的であるというのは、医師のうぬぼれである。さっさと終えてもっと楽しいことに時間を割りふりたいのが、よい患者の考え方である。「三分診療を理想としつつ、腕が若いために四十分かかってしまう」(山口直彦)のが医師のまともな考え方であろう。) 精神科医ではないが、最近まで百万都市の公立病院長で午後一〇時まで外来診療をひとり続けている医師がいる。ひとはクレージーだと思うであろうか。医師は有能であり働き者である程、無際限に求められる。病気になるか体力の限界から医療の質を落とすかがふつうはブレーキになるのだが、どちらかがなかなか起らない人もあるわけだ。医師は不足か過剰かと厚生省はいつも首をひねるのだが、急速な医師過剰養成とともに指導的医師の深刻な相対的不足が起りつつある。

精神病院は国立ボゴール精神病院(Rumah Sakit Jiwa Bogor)一つをたずねたきりである。一九五〇〇床余の病院で、一八八〇年代にオランダが創立したままを正確に修復しつづけて、一九世紀後半の西欧パヴィヨン式病院のあとをとどめている。最近までの京大精神科病棟も同じであるが、敷地ははるかに広大であり、八割は開放であった。一日三回水浴する清潔好きの民族のけば立つほど洗ったシーツはくたびれていても白く、患者は七輪のようなものでトリ料理を煮ていた。医師は精神科医三人、内科医三人、研修医数人。院長は日本の精神病院医のあるタイプに近く、シャツにサンダルばきで、遠くから患者が「おーい先生」と呼ぶと手を挙げて「やーあ、何とかかんとか」と答えている。この情景は「医師が偉い」欧米から遠い治療文化だ。会議室へ患者が入ってきても、誰も驚かない。患者は門を出たり入ったりしていて(この市は山中でなく、ジャカルタから来るこの国唯一の国電(日本製)の終点である)、私に「何人《じん》」と聞き「日本人《オラン・ジュパング》」と答えると大きく納得の身ぶりをした。圧巻はナースで、低賃金らしいが、それだけに多数で、五〇〇床に三〇〇名近い。女性の職場が狭いだけに選りすぐった人たちなのか、若く美しくきびきびしていて、全く権威的なところがなく、日本のナース以上に含羞であった。中国系かとみられる若い医師が半ば自嘲的に「何もないからね、環境療法よ」と言った。

約一年後、東南アジアの某国でインドネシアの老精神科医に会って、この病院の回想を語ったところ「うん、でもスラウェシあたりじゃひどいとこもあるんだよ(某国みたいに)」と率直だった。しかし、私は、故国の代表的国公立病院にも掩いがたい暗さのあることを思った。建物の問題でなく、雰囲気の問題である。「南国で閉鎖は難しいんだな、天井も屋根板もなくていきなり瓦が下から見えてる。脱走なんてわけないやな」と一年前われわれはしたり顔に言っていたが、同じ東南アジアでも全閉鎖で駐屯兵が巡回する精神病院が代表的な国立病院であるというところもあったのだ。GNPの差などではなかった(こっちのほうが高いのである)。床から天井までを格子にすれば熱帯でも閉鎖は可能なことを知った。患者は鈴なりに格子の間から絶叫しており、医師は不在で、ただケースワーカーと看護尼がいそがしく走りまわっていた。待合室に「銃を渡さないで下さい」と掲示してあったから、ガン・コントロールの差かも知れず、底には宗教の差があるかもしれなかった。第三世界の治療文化も区々《まちまち》なことを思い知らされた体験だった。ただ、例えばボゴール精神病院などには一つの希望がありそうだ。「西洋城廓型」の欧米精神病院と異なって、むしろわが室町時代の「散所型」の病院であるようにみえた。これはいくつかの日本の小精神病院が実験的に行いつつあることに通じる。

クリフォード・ギーアツの「劇場国家」概念が天皇制がらみでわが国人の論議を呼んだが、治療文化に関して劇場国家でない文化の一つは近代西欧の「熱帯植民地予防文化」である。支配者側の健康を保障して優秀な青年——植民地を経由すると一階級分の上昇が認められるらしい——を集めるために、公衆衛生は一般に充実していた。

では辛うじて独立を保全したわが国においてはいかがであろうか。わが国の近代医学の建設は帝国大学から始まるのがひとつの特徴である。一方急速な普及の受け皿は、前近代的実地医師であった。明治元年の届出数二万余というアジアでは例外的な医師数の多さと、それが儒教倫理にもとづいて医を実践する「世俗化」(脱宗教化 secularize)された医師集団だったのが特異である。病院や看護概念は存在せず、わずかに産婆があるのみで、他はほとんどすべて地域にとけ込んだ半世襲の開業医だった。世襲医は都市の医学塾に、年限は区々だが入塾してイニシエイションを受けて来なければならなかった。華岡青洲は門弟三千といわれたから、今日の一医科大学半世紀の卒業生をしのぐ数である。「村へ帰って父のあとを継ぎます」というと短い年数で初級の免状が与えられ、順次、青洲門下に三人しかいないという〝奥許し〟まであった。現代でも医師に数階級ある国は西欧にもいくつかあるがそれと同じである。(この「家元」制には家元制の型の堕落がありうるが、別のタイプのシステムには別の堕落の形がある。)かなり有効に機能したシステムだったが、明治以後の大学病院は研究中心で医療は慈善的(研究のための患者《マテリアル》)であった。医療の機能の有効性の向上は疑わしく、昭和に入っても効きめの疑わしい薬をあがなうために娘が売られた。治療中心の総合病院も、ボゴール精神病院に匹敵する精神病院も、建設は一九二〇年代まで待たなくてはならなかった。厚生省と保健所の建設は実に一九三八年という遅さである。国民皆保険は曲りなりに一九六〇年代だ。

ところが、植民地ではこうは行かない。さきに少し触れたように全地域を歩き廻って支配する本国人の安全、さらに本国人の植民地への吸引のために公衆衛生的配慮が先行しなくてはならなかった。それはすでに南米の地に一六世紀には都市を、ついで地方に大荘園を建設したイベリア二国の考慮するところであり、わが国さえも、本国よりも早く台湾において、植民地化と並行して公衆衛生施設を建設したのである。インドネシアも、同じ理由でオランダが上からでなく底辺から建設した公衆衛生システムを持っている。「インドネシア全国の保健センター(Puskesmas)から二〇を選んで『精神衛生センター』(Pusat Kesehatan Jiwa)を併設し、精神科医を常勤させて土着治療師《ローカル・ヒーラー》を再訓練し協力させる。わが国の精神科ベッド数は少ないが、これ以上精神病院は建設しない」——ある青年医師(行政官である)は熱っぽく語った。

もっとも国の精神衛生課長は「そう、彼は熱心なプロモーターだ。しかし二〇世紀中に実現するかな」とややシニカルな笑いを浮べて私にささやいた。全く別の人は別の機会に、「そういう派もあるけど、反対者もなかなか」と私の知っている別のやる気満々の医師の名を挙げた。第三世界の骨がらみである階級の問題が、ここでも顔を出す。後者の医師は、より富裕な階層を診ているのである。

最高の富裕階級はどうもシンガポールへ治療に通うらしい。ジャカルタより一時間半の飛行である。次の階級は、近代的医師から処方を書いて貰い（医薬分業）、薬局で薬を買って（大学に薬がなくとも街にあることは大いにありうる）、精神療法を土着治療師から受ける。

私が医療相談を受けたのは、いずれも欧米留学者の子弟で、ひとりは混血であって母の国ではぐっと良くなるとのことであった。彼らの相談の仕方も興味があった。欧米流に単刀直入にアプローチするのではむろんなく、日本流に名刺を何枚も持って頼んでくるのでもない。何らかのルートで情報をつかんでのことだと思うが、たとえば深夜の飛行場への出迎えと通関を買って出る。遠い距離をタクシーで送ってくれる。そのサービスをこちらが快く受けてくつろいだところを見計らって、話し出すのだが、はじめは誰のことか何のことかさえ分らない。だが現像液の中の写真のように徐々にはっきりしてくる。「これが西ジャワ人の間接性だな」と感じ入る。報酬といえばそれだけのようであるが、気をつけて見ていると思わぬところにお金を使ってくれている。この地の「接客文化」とでもいうべきものの一部であろう。

彼らに聞けば彼らの雇っている土着治療師は非常に長い時間を患者と共にすごしている。ほとんど住み込みに近い。一般に土着治療師が患者と共に過す時間は医師よりもはるかに長いものである。わが国でもマッサージ師は一般医師よりはるかに長い三十分ないし一時間を患者とすごし、はるかに多くの会話を交わす。しかし住み込みに近くなると聞けば、これはわが国の「コンパニオン」（治療的家庭教師）ではないか（私の精神科治療の出発もそういうタイプの家庭教師としての母校からの依頼に始まった）。

一人の治療師は非常にイスラーム的で、「セタン（サタン）は人間より下位の弱い存在であるけれども、生命力の弱っている時に忍び入って、入ってしまうとなかなか出ないが、最後は人間が勝って退散する」という楽観論を患者に話しつづけていた。

もう一人のほうは、やや土俗的で、「家のどこそこを掘ればその子が最初に遊んだ人形が三つ出てくる、それを無視していることが問題なので、人形を掘り出してかくかくの祭儀をしなさい」といったたぐいの話を時々親にする。高級技師の父親が感動していたのは、この人形の話が示唆する「その子の幼年時代の無視」という象徴的意味が彼の心の深層をゆり動かしたのだろう。（青年時代の父親は家族をつれて転々と西欧三カ国を留学している。）むろん人形は、したたかな治療師が埋めて置いたのだろう。

「それがちゃんとあるんだなあ、君、こういうこと、どう思う？」とこの西欧的教養人の技師は私の顔をのぞきこんだ。父親が子供がほんとうに最初に遊んだ人形を一八年後に記憶しているはずはないかもしれないのだが、治療師の信頼をつなげることばの代りに旅先の私が何を与えられたろう（SMOPによる治療も並行して受けていることだし……）。私はフルールノワのいう「ハムレットの原理」（「ホレイショ、天と地の間にはお前の哲学では……」）によって答えた。彼は深くため息を吐《つ》き、「わが国の政治家はお互いに呪術師をやとって政敵を呪いではほうむろうとしている」と語った。「わが国でも全くといってよい程同じだよ」と私は答え、彼は「やっぱりそうか」とまたため息を吐いた。かりにわが国に関しては全くでまかせの答だとお叱りをこうむれば、私は幸福である。

インドネシアにおける治療文化は、かなりの抵抗力を持った土着文化の、西欧文化接触による文化変容過程にある治療文化である。その背景を、やはり強烈な文化変容の中にある日本と対比させた(表6)。一般に非西欧世界のすべての治療文化は、文化変容過程中にある治療文化である(表7)。わが国の治療文化は公式的には近代西欧型医学であるが、精神医学部門をつぶさにみれば、病院の小規模、多剤少量処方(漢方医学の処方方式の延長!)、独立病院の多さと機能分化の低さ、外来治療の発達(みな江戸時代の延長)をはじめとする土着的要素のひそかな、しかし根強い残存がある。さらに国内でも、大都市(旧城下町、非旧城下町)、農村、漁村、中小都市、各地方文化における差異を挙げることができる。話が精密になるほど一概に「日本の治療文化」と論じ去れなくなる。

表6　インドネシアと日本の類比と対比——治療文化の背景として(私的ノートより)

インドネシア	日本
○ゆるやかだが確実なオランダの植民地化(およそ一六〇〇年に始まり一九〇七年のアチェ戦争に終る)。オランダの「慈父」的支配。	○反動としての鎖国と江戸期の精妙な統治(むき出しの被支配感を和らげる工夫)。急激な開国と文明開化。西欧化された自国政府の厳父的支配(富国強兵策)。

○公衆衛生の先行。近代医学は実地医学に始まる。
○植民地化にわずかに先行するイスラームの支配(対抗的イデオロギー)。時に尖鋭化したイスラーム原理主義。将校団の北一輝思想摂取(ほとんど唯一の国外への日本右翼思想の流布——戦後の石原広一郎とおそらく戦時中の日本青年将校による)。
○イスラームに先行するヒンズー教、仏教(消滅)、土着宗教の三層の存続。イスラームのインドネシア化。
○固有言語と諸方言の存続。主にアラビア語よりの抽象語借用、共通語「バハサ・インドネシア」の成立(一九二〇―一九四八)。その豊富な抽象語造語力。アルファベットの採用。同音異義語の少なさ。

○ショー・ウィンドー医学の先行。前近代の実地医師中心性は研究医中心に転化。
○南蛮文化に対抗するイデオロギーとしての朱子学および(それ自体世俗化の一部である)檀家制度。中期より国粋主義、尊攘主義(イスラーム原理運動に比すべきものであるがモデルは中国文化(南宋における忠の尊重)である。日本右翼の中国故実・漢詩好み参照)。
○朱子学儒教に先行する仏教とその土着信仰、神道とのはなはだしい相互の習合(本地垂迹、日本仏教)
○固有言語の発展と方言の存続。主に中国語よりの抽象語借用。共通語「標準語」の成立(一八九〇―一九五〇*)。(*数学から外交文書、法律とポルノまでを記しうる普遍文体の成立は第二次大戦後。) インドネシア語にかなり劣る造語力と混合記号の使

○清潔・勤勉・几帳面との親和性（オランダの通俗道徳でもある）。器用さにプラスの価値を置く。

○表現の間接性を尊ぶ。

○羞恥《シャイネス》に対するプラスの評価。

○友情に対するきわめて高い評価（例えば友人の誘いに対してはあらゆる先約を断わるのが当為）。

○契約の第二義性。

○教育熱心（識字率七割、小学校でもきびしく落第させる）。好奇心の強さ。新奇なものの採用への熱意。

○中心の優雅（ジャワ人の繊細さ、やさしさ、ソフィスティケーション）と周辺の剛毅・野心・向上心・軍人や教育者（リーダー）指向（特にスマトラ）と母系的社会の共

用。同音異義語の多さ。

○清潔・勤勉・几帳面への親和性（道徳としては一八世紀末より）。オランダ文化の許容との関連があるか。器用さにプラスの価値を置く。

○同上。しかし程度はやや劣る。

○同上。しかし程度はやや劣る。

○「甘え」に対する中等度の許容性。「義理人情」。

○同上。しかし、程度は区々だがやや劣る。

○同上（ほんとうに識字率十割か？　小学校の落第は明治中期まで）。

○同上（京都人の……）と周辺の……（東北、南九州）と……（九州でもいくらか特異的に薩摩？）。

存(スマトラでも特異的にミナンカバウ族)。
○中心指向性(ジャワへ、ジャカルタへ)。
○裏切りに対する敏感性。思いつめた時の死を賭した行動(一時的)。
○猥雑なまでの多様性の許容(国のモットーが「多様性の中の統一」)。
○建前と本音、「ウチ」と「ソト」の区別。
○女性の服従と貞節の重視。それと並ぶ再婚三婚への寛容。
○幼小児への寛容と尊重(欧米と対照的)。
○食物の多様性(インドと対照的)。
○国民的祝祭(ワヤンなど、ストーリーを全人民知悉)。
○西洋文化の受容の深さとキリスト教受容の少なさ。
○文学における近代西欧文化と伝統的価値との葛藤表現の主題の卓越。
○西欧的教養をほぼ完全にマスターした知

○同上(東京へ)。
○同上。やや被害的となる傾向。
○同上、おそらくやや劣る(「一国一人種一言語」の神話への信仰も同時に存在)。
○同上、おそらくより意識的でより強度。
○同上。ただしかなり劣る。再婚への寛容は江戸の農民文化に古く存し、最近復活。
○同上。やや劣る。
○食物の多様性。
○国民的祝祭(野球、相撲)(参加性・共有性が劣る)
○まさに同上。
○同上。やや烈しさに劣る。ただし、一九七〇年前後まで。
○同上。しかし、そういう知識人はやや人

識人の存在。しかも大学までの自国語での一貫教育。	数が少ない。
○一九世紀末の旧支配貴族階級の没落と西欧型知識層の勃興。	○同上。
○二〇世紀後半初期の農村旧指導層と新興階級(帰農軍人、小工業主)との交替。農地改革。	○おそらく同上(自作農、土地売買者の興隆)。農地改革を実施。
○大衆共産党の成立(ただし潰滅)。	○大衆共産党の成立(ただし存続)。
○一九五〇年代、初代支配者層の日本接近による自滅。	○一八六〇—一九二〇年代、初代支配者層の英国接近による成功と三〇年代の政治的軍人のドイツ接近による自滅。
○民間の活気と官僚の非能率。	○同上。しかし落差の程度はかなり少ない。
○構造汚職。副業による生計維持。	○同上。程度の差は不明。

相違点は省く。私の知人、体験、読書は現在まで西ジャワ人とスマトラ出身者諸種族に限られている。むろん大種族だけでも数十を数え「多様性の中の統一」(Bhinneka Tunggal Ika——世界中でもっとも私の好みの「国是」)を掲げる国(東南アジアではほとんど〝超大国〟)をステロタイプで表現する無謀は私も知るところである。ただ、わが国で流布

のステロタイプにいささかの深みを加えたい願いの所産である。(朝鮮は近きにすぎて両義性強く、中国は周縁国家日本に対する中心文化であるためか冷静に眺めがたく、インド以西は遠きにすぎる。) 欧米との対比は別のジャンルで、日本(あるいは自己)のアイデンティティ確立という大問題と混交する。

なおインドネシア人の清潔親和性は疑わなくても、勤勉、几帳面を疑う在留邦人は多い。しかし、午前九時から一時間の昼休みで五時までの労働を求めているのが日本の企業である。これでは熱帯で一生を送ることはできない(早世する)。私はインドネシアの店の帳簿、水田の区画、小学生のローマ字の美しさ(若き欧米人の手書きの下手さとは対照的)、四則計算の速さと正確さ(これも西欧と対照的)、学会の能率的運営に感銘した。また、第二次大戦中、農作業を手伝う日本兵の行動に共感し、これをもっとも大きくプラスに評価したのはインドネシア人であった(インドならば最大の軽蔑)ことを指摘しておこう。この交流はインドネシアの現代小説にみられるところである。(タイ、ビルマの現代小説においても、日本兵との交流の哀話がヒットしている。)

最後になお問題になることは、西欧における文化依存症候群の乏しさという、すでに述べた命題がはたして西欧に限るだろうか、である。わが国の浄土真宗地帯(加賀、越前、伊勢北部、西美濃、尾張、安芸)は、一向宗時代に民謡、民話、仏説、土俗神祠、妖怪怪

表7　文化変容下の治療文化(一般論的に)

治療者	A：外来診断治療体系を持った外来精神科医などの治療者
	B：外来診断治療体系を持った土着人精神科医などの治療者
	C：外来精神科医とその体系に顔を向けた行政官
	D：国内被統治民としての患者に顔を向けた行政官
	E：土着治療体系を持った土着人治療者
	F：村の世話役
	G：隣人
	H：家族
	P：患者(患者も重要な治療者(自己治療者)である)

DはPをAまたはBにつれて行くか，Pを放置する．放置されたPはF，G，Hにゆだねられる．CはAまたはBをPに引き合わせる．F，G，Hは迷いつつ結局Eに依頼する．A，B，CはEを排除したい．Dは迷いが残る．このさまざまな行動の総和として区々な結果となる．まれにPは異外の地に放置される．A，B，Eの協力が性要であるが，しばしば単なるヒエラルキー内の関係に堕してしまう．

異のたぐいをおよそ根こそぎにした結果、今日なおいちじるしく民謡・民話を欠く地域である。私は、たとえば御岳信仰の盛んな地帯に対比して浄土真宗地帯では憑依がいちじるしく少ないのではないかという印象を持っている。西欧でもおそらくキリスト教が同じ力を振るったために、普遍症候群のみが残って啓蒙時代を迎え、土着的なもの、個人治療的なものは辺境の地から、おくれて力動精神医学として再生したのであろう。

一九八一年の国際精神衛生マニラ会議の際に大統領官邸の晩餐会の席で演じられたフィリピンの「民族芸能」は強い印象を私に与えた。もっぱら(反乱の渦中にある)南部イスラーム地域のもので、わずかにスペイン風舞踊が混るのみである。

これに対応してか、フィリピン人症例にもとづき、フィリピン人心性を浮き彫りにすることを目指したというルルド・V・ラプス女史の『精神病理研究』(フィリピン大学出版局、一九七三年)において、文化依存症候群はただの一つもなく、非常に西欧化された文化の一変種を見る思いである。これは非西欧におけるカトリックの掃蕩力の凄さであるが、逆に西欧内においてはカトリックが土俗宗教を大幅に取り入れて馴化し、これをプロテスタンティズムが厳しく斥け、その結果として、文化依存症候群がカトリック圏の辺境地域に限られるのかもしれない。力動精神医学も圧倒的にカトリック地帯の所産である。これに対して「正統精神医学」はプロテスタントの中でも厳格なカルヴィニズムのオランダ、長老教会のスコットランドに始まることが注目される。それを補完する治療文化的意味が、アングロサクソンにおける看護とフレンド協会(クェーカー)との結びつきにあるのかもしれない。さらに力動精神医学は、「文化依存症候群なき西欧」という特殊地域において「個人症候群」の治療を介して、生じていた空白を埋めるまわり合わせとなった。

(2) 「文化依存症候群」の積極的意味

ではなぜ、文化依存症候群が普遍症候群より望ましいか。それは、破断の結果としては分裂(splitting, Spaltung)のほうが復元力において解体にまさるからである。ところが二重人格の症例が少ないのは、そのような分裂の成功が至難だからであろう。力動精神医学は、長らく、解体に傾く重症普遍症候群である分裂病を、対象外としてきたのであって、一九六〇年代におけるサールズの分裂病との取り組みなどは、近代医学よりも文化依存治療者とくにシャーマンの心理的暗闘に近いと思われるだろう(図15)。

SMOPにおいても精神療法的配慮は必要である。それは治療者の一挙手一投足、たとえば初診の際の医師の自己紹介の態度に治療的(あるいは反治療的)意味があって、いかなる治療者も広義の精神療法を逃れられないからである。文化依存症候群においては、土着治療師が患者と長期間濃密な時間を過し、相互の作用・反作用は当然強度を増し、複雑な倍音を生じる。マッサージ師のような身体を経由しての治療においても、転移・逆転移の関係がはっきりみられる。舌診においてさえ然りである。個人症候群においては、さらに濃密な相互作用が営まれる。しかし多人数を相手にするのが職業的治療者の宿命であるから、その治療に際して身を守るものは、治療のコスモロジーと治療の枠組みである。フロイトの厳密な治療の枠組設定は知られているが、シャーマン文化においても一見生得のシャーマンの収益をかすめ取るだけにみえる世襲のシャーマンが、実は枠組みを与えたりコ

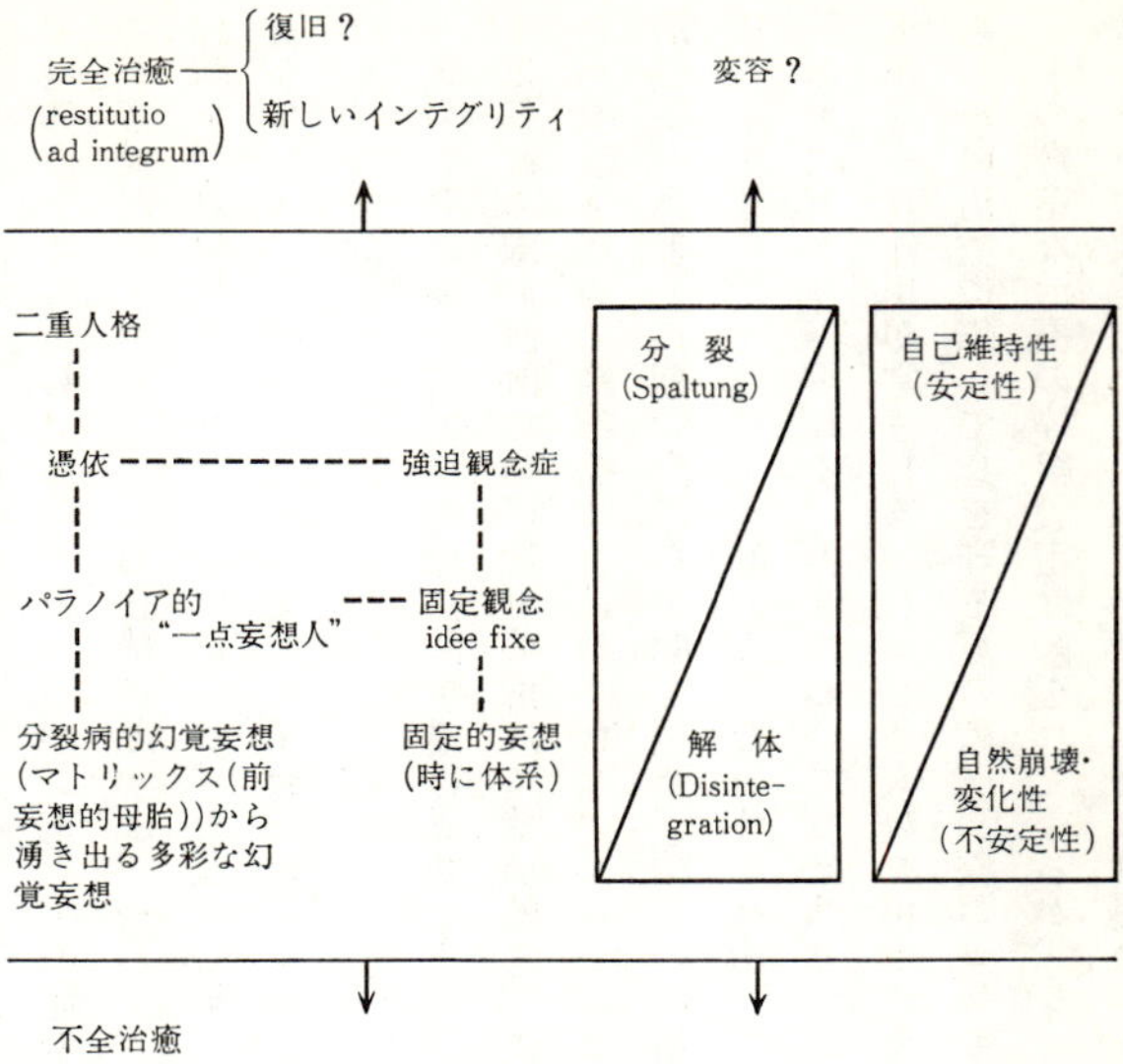

図 15　分裂と解体——二重人格においては，それぞれの人格のインテグリティが保たれており，その輪廓も鮮明である．さまざまなサブタイプについてはエランベルジェ参照．憑依においては，インテグリティの程度が減少している．輪廓も不鮮明である．最後は実体的意識性とかわらなくなり(オンブオバケ)，肩凝りのなかに消えて行った例すらある(自験例)．憑依するものは，されるものより"サイズ"が小さく，前者の「なか(dedans)」にあって，前者を利用してはたらく．二重人格には，この侵入性(すなわち寄生性)はない．しかし時には二重人格に近づくこともあって，サルつきがほとんどサルのような顔になることもある(名市大・山口利之，私信)．一点妄想と固定観念の中間には，多種多様なありかたがあって文化的に異常とされないものがいくらでもある．これらは人格の断片が希薄化したものである．人格の薄まった断片とは，自分は(たとえば)明治天皇の隠し子であるという自己規定である．分裂病的幻覚妄想は夢とおなじく，あるまとまりをもった寄生体ではありえない．強いていえば，自己の内部に他者が寄生したということである．

スモロジーを解説したりする役割を演じているに違いない。そうでなければシャーマン集団は単なる病者集団になりはしないか。一般に近代病においても受付けをする人や待合室の治療文化的意味は決して無視できない。そして、コスモロジーの共有は治療関係の安定化作用に貢献しつつ治療者自身の精神安定にも寄与してきた。力動精神医学の理論は、患者の治療についての直接的有効性よりも、混沌の中にひとつの秩序を持ち込んで治療者を心理的に安定させる意味のほうが大きいと語る人は力動精神医学者自身にも少なくない。

ここでようやく、エランベルジェ（エレンベルガー）の問いにある程度答えることができる。統一化された精神医学とはSMOPであって、必要ではあるが十分ではなく力動精神医学を包摂することはできない。そして力動精神医学の諸流派の複数性は、それぞれの「こころ《マインド》」のモデルを治療のためのコスモロジーであると眺めれば、多様性はむしろ当然だと私は思う。当然学律《ディシプリン》も別々である。

一一 患者と治療者

1 階級と周縁性

ここで、治療文化における階級が顔を出す。実際、近代における力動精神医学は、熟知者でない人の個人症候群に対する非熟知者による治療という性質のために、貨幣経済の中に組み込まれ、その結果、対象が有閑富裕階級に限られる傾向が生じた。この階級には治療を受けることは有徴性どころか一時期プラスの価値を与えたが、この階級の消滅とともに、費用、時間、金銭のかかる精神分析は古典的の名を冠されて教育分析の目的以外は衰退いちじるしく、代って短期療法、グループ療法が台頭している。

階級による精神医学の相違は、自由民が哲学治療を受け、農民工人が即物的な治療を受け、奴隷は格別治療を受けなかったギリシャの昔からある。閉鎖病棟より成る巨大な精神病院の時代にも、少数の患者は「健康の家」で医者と食事を共にしていた。わが国でも、

T大の若い精神科医を一日一人ずつ交代で毎日二四時間つき添わせてほとんど自宅でやり通した例がある。旧い時代であるからもっぱら患者の話を聞くだけだったそうであるが、患者は独特の治り方をしたことであろう。個人症候群として扱われたうえに、話し相手はみずみずしい感覚の青年医師だった。医師のほうにも異常な程の率で一等教授が輩出し、それぞれ個性的な臨床感覚を生涯もちつづけたのを見ると、素質のある人が選ばれたにせよ、この体験がかけがえのない何かを与えたのではなかろうか。これ以上の階級あるいは権力者になるとしばしば、病気かどうかが問題でなくなる。厳重に隔離されることもあるが、多数の治療者、介護者とともに世界旅行くらいはなしうる。飛行機の中で取り巻きに囲まれてカリブ海を中心に移動していた、アメリカの財閥の主ハワード・ヒューズがその一例である。彼は普遍症候群の一つである重症強迫症だったのだろうか。髪も爪も伸び放題で垢まみれだったと仄聞する。

治療文化は、下位文化であるとともに周縁文化である。それにたずさわる者も周縁性の症例を帯びている。近代精神科医の出自も多く境界人である。さきに述べたごとくイギリスの精神科医の多くは牧師の子レインを始めスコットランド人(長老教会派)であり、看護士も九割はクウェーカー教徒であるという(アメリカでも同傾向)。

2 患者・中心指向・縁辺

精神科治療文化とその治療例構成員が境界人だとしても、患者は、必ずしもそうではない。少なくとも私の接してきた現代日本の精神科患者はそうではない。彼らは、何らかの境界性を秘めているにしても決して地理的・歴史的・階層的・宗教的境界出身の人に偏らない。そして、発病に至る長い(あるいは短い)経路の最初の方向性は、過度なまでに中心を指向している。このことが独特である。まず、中心を指向し、一元的・論理的・一本調子の生に足を踏み出す。そしてネジが嚙み合わなかったり、降りられないところへ登ってしまったりして縁辺に転落し、混沌を経験する。時にはふり出しに戻ることが治癒をみちびく。出かせぎ分裂病、留学生分裂病などである。某国の某大学への留学生は四名ことごとく妄想病を発しているが帰国すれば治り、一人は厚生大臣を経験したそうである。この延長上に一八世紀までのスイスの郷愁病《ノスタルジア》もあるのかもしれない。

3 民間治療とヒュブリス

文化依存型の治療、いわゆる民間療法は、今日どの国でも盛んであり、「アルマ・アタ宣言」によって国際的市民権を得た。しかし、この盛行が危機を含まないとはいえない。土着治療師には、文化変容(貨幣経済のパターンとそれに伴う現代)に対するある弱さがある。高額の報酬の請求、何かの宗教的・半宗教的団体への加入強請、誇大的治療宣伝への協力強要あるいは治療美談集への登場が、近代西欧型国家においても、中進国においても、時に第三世界においても、土着＝民間治療を変質させ、みずからの基盤を掘り崩してきた。明治初期以来、すぐれた治療力を示した民間治療師が傲慢に陥って変質した例はとくにわが国において少なくない。

かつてシャーマンは王でもあり雨司でもあった。土着治療師のうち大精神病の治療にかかわるものは、王のごとき権威を以て患者に望むことが多く、今日におけるその延長は、民衆の、万能者としての父親幻像待望に対応して、トーマス・マンが『マリオと魔術師』に描いたごとき危険を増大させてさえいる。王、皇帝、王族、皇族、総統を支配したカリスマ的治療者も史上少なくなく、現代においてもその跡を絶ったわけではなさそうである。

一方、岩村昇氏がネパールにおける開眼のきっかけとなったごとき、謙抑な、ふだんは農民という人もいる。もっとも、岩村氏の出会ったタイプの治療師は、しばしばマイナーな病いを治す者として、メジャーな病いを治すシャーマニスティックな治療者から区別され、時に差別される型の人かもしれない。

おそらく問題は、巨額の報酬、誇大な宣伝、豪華な私生活よりも、それに象徴される治療師の〃傲り《ヒュブリス》〃にある。山形孝夫氏の示すごとく、治療師としてのイエスは、きわめて稀有な例外だと私は思う。ピュイゼギュール侯や初期の磁気術師の一部も例外である。しかし、今日も民間治療はたえずヒュブリスへの誘惑あるいは誇大万能者への傾斜に曝《さら》されている。これは「治療者」概念自体にひそむもので、SMOP型精神科医でも力動精神科医でも変りはないが、文化依存型治療においてもっとも戒められねばならないのは、前二者では曲りなりに機能している、「万能治療者幻想」に対する抑止力を、しばしば文化依存型治療が欠くからである。時には、ゴミソとイタコの関係にみられるごとく(ブラッカー『あずさ弓』)、真の治療力を持った憑霊者が、その模倣を行うニセ憑霊者に置き換えられてしまうこともありうる。

イエスの治療一般について、私は何とも申し上げられないが、「足を洗うこと」と「ひとびとの試みにあいつつ土に字を書く」「手をふれる」この三つには、ふつうあまり考えられていない意味があるのではないかと思う。

足は、きわめて鋭敏なセンサーである。相撲の「突っ張り」は足の裏の感覚にたよって行うのだそうである。また、現代のテクノロジーによっても、足の裏と同じだけのセンサーを装着すればどうしても「八畳敷き」の大きさになるのだそうである(以上、ともに若き畏友、岩井圭司君の直話)。そのような大きな足は、等身大のロボットに装着して、これを有効に移動させることができないから、つまりは、そういう代物はまだできないということになる。

私の体験でも、患者を指圧する時には、かるくふれるだけで一般によいのだが(とくに、〝虚症〟のひとの場合には)、それが有効であるためには、姿勢を正しくし、身体の中心が地球の中心に一致するように心がけるのがよいし、また足の裏は、多分土をふみしめるのがいっとうよいのだろうが、それがかなわぬ時は、せめてペルシャじゅうたんの一枚も下に敷くのがよい。

それでも三人も行うと、夜中まで足の裏が鋭敏になったままで、ふとんを感じすぎてとうてい眠れない。したがって私の結論は、一日に何十人か診察する時は、とうてい指圧などできないということであった。

なぜ、指圧など？といわれるかも知れない。患者に指圧を始めたのは師・安永浩である。たまたま、大叔父のひとりに、村はずれのお助け爺さんがいて、子どもの時にかわいがってくれたために、私は、この種の治療には本来的な馴染みがある。しかし、前記岩井君と中国より留学していた徐志偉君と私の、指圧による患者の身体論の動的把握は、湯浅修一編『分裂病の精神病理と治療2』(星和書店、一九八九年)に掲載されているが、このヒントになったのは、ある慢性幻覚妄想患者である。

ある日、彼は私の前に坐るや否や「せんせい、死にたいです」と言った。顔をみると、長年のニキビも消え、すっきりした表情である。一瞬ふしぎに思い、はっとさとった。私はとっさに答えた、「ひょっとしたら君、治ったのとちがう?」「そうです」「ね、ほら、長年親しんだものはホクロ一つでも取ったらさびしいでしょ(実際、そのことを気にしてついには死を選んだ女性の話を間接的に聞いたことがある)。消えたんだね」「はあ」「ニキビも消えたね」「はあ」「いったい何があったんだろうね」。

途中をはしょると、一カ月前から彼は、歯と足の裏のウオノメを治療して、それが終ったところだった。私は「あっ」と思った。彼はきっと皮一枚を残すところまで治っていたのだった。十二年の病いの間のどこからそうであったかはわからない。とにかく、片側の歯ばかりで噛んでいることは、やはり片側――その反対側――の脳に強い刺激がゆくことである。片足の裏のウオノメがどのような姿勢の偏りをもたらしていたかはともかく、その偏りを補正するためにも、脳はまた、なにがしかの力を割いていたはずである。

ここで四対の噛む筋肉を支配している三叉神経第三枝のうちの運動枝を経由する刺激と、足の裏からの刺激とが意識の保持にきわめて決定的な役割を果していることを言っておこう。実際、私が、植物症患者からの「サルベージ作業」に際して用いる方法は、多くの他の手段と並んで、足底のくすぐり(くすぐりというものはそもそも〝馴れ〟を生じず皮膚も破壊しないものでなければならない)である。

いわば自然治癒力によって、わずかに、身体の偏りの補正と三叉神経運動枝よりの偏った刺激の相殺とに奪われている脳の余力が、その仕事から解放されればよいだけに、いつの間にか彼は改善していたのである。足を洗うということは、やさしい謙抑を端的に示す記号論的行為であろうが、では他の部分でもよいだろうか。イエスが洗われた足がどのような状態であったかはともかく(しばしば患者の足の裏は荒涼としているが)、足の裏を洗うという行為には、生理学的にも治療的意味がたしかにある。

今は亡き岡村昭彦氏がボランティアとして、長野県のさる精神病院を訪ねられた時、まっ先になさったことは患者の足を洗うことであったという。

私なら岩塩か海の荒塩を投じて濃い目の塩湯にするだろう。私にはこれで手足をあたためることは他の手段が何もない時の救急蘇生法である。また、あるタイプの、ほとんど悪魔憑きのように吠える患者には、頬部冷却(左右のつり合いを回復させる)と咽喉甲状軟骨の下の冷却(ストレスに反応する内分泌器官である甲状線の豊富な血管を収縮させる)と組み合わせ、頭寒足熱に持ってゆくことによって、一時的ではあるが鎮静に成功したこともある。

つまり、足を洗うということは、身体の最重要なセンサーの集中している部分の煤払いをすることであるかもしれない。

では、地面に字を描くことは——。

これは、問いかけに対決するのでもなく、屈従するのでもない、第三の姿勢である。聴くという態度を端的に示しつつ、問いかける者をおのずと再考と鎮静に導く行為でありうる。困難な治療の相談を受けている私は、しばしば、それととりたてて意識せずにうつむいて紙上にペンをあそばせつつ聴くようである。ある医師の相談を四時間ただ聴いた後、その医師から一カ月後に、長年同じ状態だった患者がとにかく変ったという便りをいただいた。

むろん、未知の医師が私のところへたずねてくるということはめったにない。そのような行為を実行するということに、おそらく、何か機が熟するものがあったのであろう。しかし、私が治療のいちいちに理論的経験的コメントをつけていたら、あるいは違った結果になっていたかもしれない。

その医師はむろんパリサイ人と比定されるひとではないが、ひとつの解決依頼であると同時になにがしかの挑戦であり、それであってよいことである。

「そのひとの拘束をすぐ解くことは、誰にもできませんね、むろん私にも」と私は最後に言っただけであった。

最後に「手をふれること」については、少なくとも私の場合、しばしば相手の脈に私の脈が合ってしまう。そして四分以内でたとえ脈搏がふつうの倍の一分百二十であっても、私には速いと感じず、時計の歩みがやけに遅いなと感じるのである。これは、あとでへとへとになる行為で、めったにするものではない。とくに何十人かの患者が後に控えている外来では。

しかし、この端的な交感は二つのことを示唆する。ひとつは人間の相互作用というものは意識のシキイの下で非常に多くのことが行われているということである。もう一つは——恋びとたちが手をつなぎあっているのも伊達ではないかもしれないということである。脈をはじめとしてさまざまなことが合わなければ、ふたりは再会に赴こうとして何かいやーな気がして、ついすっぽかすかもしれない、深い仲になる前にも、テストはこんなレベルで十分に行われているのかもしれない。

手かざしにしても——。てのひらのすぐ下の身体に何か防衛的な反応が起こってもふしぎではないだろう。私は、ある父兄から相談を受けたことがあった。ジル・ドゥ・ラ・トゥレット症候群といって、四捨五入すれば多発性全身性チックである。手かざしの治療はどうかと、申し込まれたというのであった。私は、「自分がまず受けてみよう」と答えた。この病いにはハロペリドールが特効薬であるとはいえ、発作をまったく抑えてしまうと苦しいので、少しチックを出させて下さいと患者は言っていた。それに、陸上ではまっすぐな歩行もむつかしいこの少年が三キロの遠泳をやってのけ、その途中いちども、もし発作が起こったら危いとは、頭の隅にも浮かばなかったということを思い合わせた。大気圧とはちがうところに何か全身運動のつり合い点があるのだろう——。

結局、私は「やってみて下さい」と治療師に言った。結果はみごとなもので一年後ではあるがハロペリドールは不要になり、クロキサゾラムだけで十分ということになった。

その年の暮、私は治療師に二度目の年賀状を出した。御子息から返事が来て、父君は亡くなられたとのことであった。「東大の先生にも治せなかった病いを治した」と喜ばれたその六十何歳かの老治療師は、手かざしに代えて日本刀の刃をかざす治療を試みられて日もなく突然死を遂げられたとのことであった。この物語には、汲めども尽きせぬ教訓があるだろう。やはり、日本刀とは、どのような地上の人にとっても、あまりのことであるまいか。イエスもそれはなさらなかった。そもそも、「治療師としてのイエス」ということは、山形孝夫氏の御指摘までは考えたこともなかった。しかし、アスクレピオス神、——お抱え医師団からヒポクラテスを生んだというこのギリシャの治療師のありかからエルサレムは遠くない。そして、ギリシャ人も、ほぼユダヤ人と同じく、商人あるいは技術者集団としてローマ世界を運転していた。故国追放者《ディアスポラ》としてでなく奴隷あるいは解放奴隷としてであるが——。

第三世界における治癒の速やかさにも保留が必要かもしれない。たしかに伝統的共同体や大家族には核家族や崩壊家族の羨む患者支持力があるが、ついに共同体と折れ合えない病者をひそかに森などの異界に追放している可能性を示唆する報告もないではない。華僑の大家族(構成員約二〇〇人か)は重症精神病患者を数年にわたって家族内でみとりうるが、一旦家族が見離せば、患者は完璧に排除される。ナイジェリアでもジャワでも入院患者は温和すぎる。わが国でも一九六〇年ごろまでの精神病院は「狂躁病棟」一棟を除いて海底のごとく静まり返っていた。向精神病薬以前は、狂躁病棟においても、オランダの精神科医リュムケ(『岩波講座 精神の科学』別巻参照)が「被造物としてのぎりぎりの悲しみ」と表現した、傷ついた獣の長く尾を引くうめき(wailing)のごときもののみが低く響いていたとみかすかに記憶する。

精神科医の自己規定として、私をも患者をも納得させるものに、久しく出会うことがなかった。私は、漠然と感じていたものを、少なくとも、言語化することはできないままであった。

ある日、私は、コンゴ動乱の折の白人傭兵についての本を読んだ。読了後しばらくして、私ははっとした。私たちの職業は「さばく」ことでなく、「理解する」ことにささげられているが、一九六〇年代初期におけるコンゴ動乱の白人傭兵 mercenaries の心情を理解することはなかなかの難事であった。

しかし、当然といえば当然だが、それは、精神科医の、少くとも一つの面と重なって、見えてきた。

彼らは、白人である。それもアパルトヘイトの総本山である南アフリカ出身者が多い(次はアイルランド、スペインである)。差別する側の出身でありながら、彼らは被差別者に傭われ、彼らのために闘う。精神科医は、病者の出身であることも、たしかにあるが、それは稀で、また病者出身の医者が病者にやさしいとは限らない。たしかに、エルンスト・クレッチュマーの言うように、自分自身が精神的危機を経験しているか近親者に病者がいることが多いのだが、彼自身は相対的に非病者であることがほぼ前提となる。治療者と患者との差は、余裕のある側とない側の差である。もし、治療者と称する側のほうが相対的に余裕が乏しければ、彼は実は患者である。そこにサールズのいう「治療者としての患者」が実現する。一般には、精神科医は金でやとわれて患者のためにはからいつづける者である(もし「金でやとわれて」という一項が欠ければ治療は全く別の文脈に入ってしまう)。

そして、傭兵が、欧米の新聞にも「人非人」「戦争の犬」といわれているように、精神科医もしばしば「人間以下」という罵りを甘受しなければならない。拘束し、自由を奪う者として、この甘受も「給料のうち」であるというほかはない。

しかし、コンゴにおいて、政府軍も国連軍も、混沌に秩序をもたらす能力がないのは、患者の家族、友人と同じである(そうでなければそもそも精神科医が呼ばれない)。コンゴにおいて、とにかく救いうるものの一部を救い出し、秩序らしきものを、ごく局地的かつ一時的にせよ、つくり出すことに成功したのは、「人間以下」といわれる傭兵である。

窮地に陥って生命の危機に曝された住民、尼僧、植民者あるいはジャーナリストは、傭兵を救世主のごとく讃える。しかし、それがいっときのこと、「苦しい時だけの傭兵だのみ」であることは、安全地帯に運ばれたのちの言動の変化が証明するとおりである。

結局、傭兵が状況をこえることができないのは、精神科医と同じである。時に突然解雇される。決して、秩序回復の日に招待され表彰されることはない。

そして信頼できるのは自らの技術と状況把握力のみである。傭兵にもっとも必要とされる資質は「即興能力」ability of improvization であるという。眼前の状況をとっさに把握し、手持ちの材料だけを用いて、状況から最大のメリットを搾り出す能力 ability of exploitation ということができる。やま場において、傭い主はもちろん、状況の中にいるひとたちの誰をも頼りにしてはいけないし、できないのである。

相似性については、なお尽きないが、とにかく精神科医は、以上のことを「歎き節《ぶし》」ではなく、いうまでもない自明の前提条件として受け容れるものでなくてはならないと私は思う。

ビンスヴァンガーに、「きみは二階の陽光をたのしみたまえ、ぼくは地下室で仕事をする」といったフロイトは、この辺りの事情がよくわかっていたのであろう。

もうひとつの、私にしっくりする精神科医像は、売春婦と重なる。

そもそも一日のうちにヘヴィな対人関係を十いくつも結ぶ職業は、売春婦のほかには精神科医以外にざらにあろうとは思われない。

患者にとって精神科医はただひとりのひと(少なくとも一時点においては)unique one である。

精神科医にとっては実はそうではない。次のひとを呼び込んだ瞬間に、精神科医は、またそのひとに「ただひとりのひと」として対する。そして、それなりにプロフェッショナルとしてのつとめを果そうとする。

実は客も患者もうすうすはそのことを知っている。知っていて知らないようにふるまうことに、実は、客も患者も、協力している、一種の共謀者である。つくり出されるものは限りなく真物でもあり、フィクションでもある。

職業的な自己激励によってつとめを果しつつも、彼あるいは彼女たち自身は、快楽に身をゆだねてはならない。この禁欲なくば、ただの promiscuous なひとにすぎない。(アマチュアのカウンセラーに、時に、その対応物をみることがある。)

しかし、いっぽうで売春婦にきずつけられて、一生を過まる客もないわけではない。そして売春婦は社会が否認したい存在、しかしなくてはかなわぬ存在である。さらに、母親なり未見の恋びとなりの代用物にすぎない。精神科医の場合もそれほど遠くあるまい。ただ、これを「転移」と呼ぶことがあるだけのちがいである。

以上、陰惨なたとえであると思われるかもしれないが、精神科医の自己陶酔ははっきり有害であり、また、精神科医を高しとする患者は医者ばなれできず、結局、かけがえのない生涯を医者の顔を見て送るという不幸から逃れることができない、と私は思う。

一二　終末と新しい地平

私の中の個人迷路をとおってようやく終末に近づいた。わが国の卑近な例を多く用い、高々インドネシアに留まるのは、文化精神医学が「遠さの情熱」(Leidenschaft der Distanz――ニイチェ)の対象に限らないことを示そうとしたためでもあるが、むろん私の体験の狭さにもよる。私はかつて「土着精神科医」というレッテルを貼られたことがある。岩村昇氏が「ブッシュ・ドクター」(〝叢林地帯の医者〟――「つまりヤブ医者ですな」と氏は哄笑された――)の名を喜ばれていたのと同様に、私もこの称号を名誉と思う者である。

最後に、別役実氏が『犯罪症候群』において、三すくみの保証が社会のフローを良くすると述べておられる。これを考えに入れると、治療文化においてはどういうことになるのか。三症候群をはじめ本論文のさまざまな成層構造が果して成層構造なのか、一種の〝ぐるぐるまわり〟型のもの(図16)を考えた方がさらによくものが見えてくるのか。どうも、

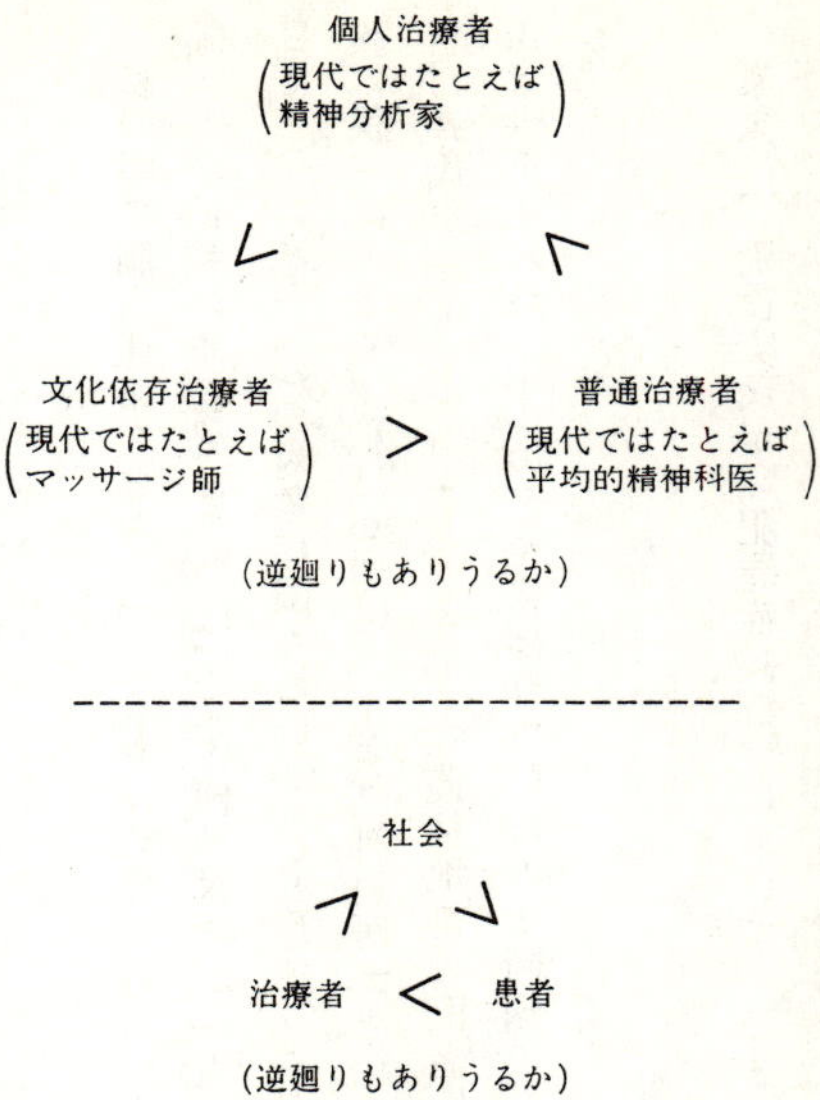

図16　別役氏に倣いて

そのような予感がするが、ここにほの見えた新しい地平を前にひとまず筆を擱《お》く。

参考文献

本文のパースナルな迷路のあとに包括的・網羅的文献表という第二の迷路をつけ加えるのはやはり控えたい。本文に明記したものは省いた。

医療人類学については〔1〕が入門として好適。この分野はコーディル(『岩波講座 精神の科学』別巻付載論文)が先駆。社会精神医学と文化精神医学との区別はしばしば曖昧であるが、両者にまたがる入手しやすい論文集としては〔2〕〔3〕〔4〕あたりか。

いわゆる文化精神医学とは、文化依存症候群と、普遍症候群の非西欧における変異とをおもに扱うが、英語圏では古くいわば「第一世代」によって作られたのが〔5〕で、討論の部が実におもしろい。標準的知識のためには〔6〕〔7〕が訳もよく、とくに前者は個々の文化依存症候群の描写に秀れていて、この点での本論文の欠陥を補うにたりる。同じく*Encyclopédie Médico-Chirurgicale*(フランスの医学百科事典)の精神医学篇第五巻の一九七八年(三七七二五断章)のH. B. M. Murphy と H. F. Ellenberger 共著の〈Ethno-psychiatrie〉が明晰。本論文の出発点の一つとして、〔8〕は未完の遺稿だが欠かせまい。その他、各国の代表的精神医学ハンドブックに該当項目がある。

ドイツ語圏のものは〔9〕を古典として愛読。同人が共編者となっている論文集〔10〕はその後の一〇年の歩みを示す。プファイファーはインドネシアで多年の臨床経験のある人。同じくベトナムでの臨床経験にもとづいた業績は〔11〕で、変革を指向する西欧精神科医によく読まれているが、本書の邦訳は部分訳で、しかも重要な点が訳されていないのが惜しい。日本の研究については『岩波講座　精神の科学』8巻荻野論文末文献、〔12〕〔13〕など。木村敏の文化精神医学的側面としては、個別論文は一九六五、六年の独語論文いくつか、一般理論は〔14〕〔15〕。安永浩の境界例論も文化精神医学的側面を持ちユニーク(〔16〕〔16ａ〕)。精神科医と文化人類学者との共同討議はもっか〔17〕のみ。今後の問題。

各国の治療文化は、まず中国については〔18〕がもっとも信頼できる。インドについては〔19〕がやや思い入れが過ぎるとはいえ、たとえば「精神病院で手にあまる患者は停車場に連れていってよくなると連れ戻す」という話など、考えさせられるエピソードがいくつか。一万人以上が起居しているというインドの停車場は精神病院よりはるかに許容力とおそらく治癒力があるわけか。アメリカの最近については、もと米国精神病院会長の著書〔20〕がやや慨世調ながら一読に値しよう。大解放後の一〇年間の追跡調査については〔21〕がもっとも説得力がある(ニューヨーク州の約半分を徹底調査)。第三世界の分裂病の治りやすさについては〔5〕にも議論があるが、最新の総説は〔22〕。

国際分裂病追跡調査については〔23〕および〔24〕。要を得た解説は林宗義の論文〔25〕。林の、より自由な見解については〔26〕。日本については、さしあたり最新の〔27〕を挙げるが、むろん日本医学史は民間療法の歴史を含めて多数。明治初年の医師数の多さについては〔28〕。

〔29〕はアストルップによる信頼すべき分裂病の追跡報告で、その基礎となった分類は〔30〕(英訳)。

岩村昇の出所は、〔31〕および〔32〕の編者との対話と私信。

本稿の問題意識のヤップとならぶ第二の柱は〔33〕および論文集〔34〕。メスメルよりフロイトに至る力動精神医学史としては、〔35〕の中に〔33〕を補う重要な資料と透徹した史観。

いわゆるシャーマンの奇跡治療の証言は〔36〕にもあるが、日本人文化人類学者の証言は〔37〕の六六―六七頁。岩村の体験はおそらく非シャーマン治療。いわば非常に遅れて現われたキリスト教的宗教治療として有名な一九世紀のブルームハルトについては、エランベルジェ(エレンベルガー)にも詳しいが、本邦神学者による堂々とした研究〔38〕もある。治療を行ったのは父のほう。

妖精については学術書ではないが、〔39〕〔40〕が妖精感覚を有しながら英国人らしい距離感と冷静さを持って書かれた本で、楽しく読ませつつ多くのヒントを与える。この感覚はアニミズムについての〔41〕を読みあわせるとわれわれにもぐっと近いものになるだろう。

キリストの治療者特性については〔42〕〔43〕に教えられる。

シャーマニズムの全体について、私の門外漢としての勝手な選択で、〔44〕を繰り返し読んだ。〔45〕も興味深い。〔46〕はもっとも著名だが、私のデータは主に〔44〕によっている。

ゴミソとイタコの関係については〔47〕。キツネツキについては、ベルツの報告、門脇真枝《さなえ》の『狐憑病新論』以来、非常にたくさん報告があるが、本稿でとくに参考にしたのは〔48〕。

近代の分裂病精神療法がいかにシャーマン的治療に接近しうるかは、『岩波講座　精神の科学』

別巻所載のサールズ論文、より広くは彼の論文集〔49〕および〔50〕。分裂か解体かという問題については、土居健郎の〔51〕に触発された。

なお、ギリシャの精神医療史については、依然〔52〕が最良とのことであるが、彼の文化論がベネディクトの「恥の文化」対「罪の文化」の図式にもとづいていることは言っておかなければならない。

科学者集団の幸福な場合については〔53〕。少年集団についてはサリヴァンの〔54〕、あるいはフロイトと友人たちとの関係、とくに〔55〕。劇場国家論についてはクリフォード・ギーアツの〔56〕および矢野暢〔57〕。

医学論、文化人類学および個別文化論とくにインドネシアの文化については、多くの著書から示唆を受けたが、紙幅の関係から〔58〕〔59〕のみをあげて、他は省略させていただく。本稿に所載の、各方面の知己より長年月の間いただいた知識、見識、英知、挿話の引用について、深く謝意を表するとともに、文責はあくまで本稿の著者にあることを付記する。

なお、著者の論文「西欧精神医学背景史」『精神医学大系ＩＡ１』(一九七九年)、「世に棲む患者」『分裂病の精神病理9』(東京大学出版会、一九八〇年)、「働く患者」『分裂病の精神病理11』(東京大学出版会、一九八二年)、著書『分裂病と人類』(東京大学出版会、一九八二年)、『精神科治療の覚書』(日本評論社、一九八二年)、飯田真との共著『天才の精神病理』(中央公論社、一九七二年)、『著作集』三巻(岩崎学術出版社、一九八四―八五年)およびそれらに付した引用文献も多少参考になるかもしれない。

〔1〕　波平恵美子「医療人類学」祖父江孝男編『現代の文化人類学2』至文堂、一九八二年。
〔2〕　Eisenberg, Leon and Arthur Kleinman (ed.), *The Relevance of Social Science for Medicine*, D. Reidel Publishing Company, 1981.
〔3〕　加藤正明『社会と精神病理』(精神医学叢書)弘文堂、一九八六年。
〔4〕　岩井寛、福島章編「現代臨床社会病理学——今日の不安をどうみるか——」岩崎学術出版社、一九八〇年。
〔5〕　de Reuck, A. V. S. and R. Porter (ed.), *Transcultural Psychiatry*, J. & A. Churchill, 1965. (デルーク／ポーター編『比較精神医学』(大原健士郎、清水信訳)誠信書房、一九七一年)。
〔6〕　Kiev, Ari, *Transcultural Psychiatry*, The Free Press, 1972. (アリ・キーフ『トランス文化精神医学』(近藤喬一監訳)誠信書房、一九八二年)。
〔7〕　Galdston, Iago (ed.), *The Interface Between Psychiatry and Anthropology*, Brunner/Mazel Publishers, New York, 1971. (イアゴ・ガルドストン編『精神医学と人類学』(江草安彦監訳、末光茂訳)星和書店、一九八一年)。
〔8〕　Yap, P. M., *Comparative Psychiatry—a Theoretical Framework*, ed. M. P. Lau and A. B. Stokes, University of Toronto Press, 1974.
〔9〕　Pfeiffer, von Wolfgang M., *Transkulturelle Psychiatrie, Ergebnisse u. Probleme*, Georg Thieme Verlag, Stuttgart, 1971.

〔10〕 Pfeiffer, von Wolfgang M. u. Wolfgang Schoene (hrg.), *Psychopathologie im Kulturvergleich*, Enke, 1980.
〔11〕 Wulff, Erich, *Psychiatrie und Klassengesellschaft*, Scriptor Verlag, 1972. (抄訳、E・ヴルフ『精神医学の変革』(半田文穂、福沢啓臣訳)紀伊国屋書店、一九八一年)。
〔12〕 宮本忠雄『妄想研究とその周辺』弘文堂、一九八二年。
〔13〕 小田晋『文化と精神医学』金剛出版、一九七四年。
〔14〕 木村敏「比較文化精神医学序説——若干の基本概念の検討」荻野恒一編『文化と精神病理』弘文堂、一九七八年。
〔15〕 Kimura, B., Transkulturelle Psychiatrie u. Kulturtranszendenz der Psychosen, in A. Kraus (hrg.), *Leib, Geist, Geschichte—Festschrift zum 60. Geburtstag von H. Tellenbach*, Hüthig, Heidelberg, 1977.
〔16〕 安永浩「境界例の背景」『精神医学』一二(六)四九二—四九九頁、一九七〇年。なお、安永浩『分裂病の論理学的精神医学——ファントム空間論』医学書院、一九七七年に「付録」として再録されている。
〔16a〕 安永浩「境界例と社会病理」岩井寛、福島章編『現代臨床社会病理学——現代の不安をどうみるか』岩崎学術出版社、一九八〇年。
〔17〕 野田正彰、谷泰、米山俊直編『錯乱と文化——精神医学と人類学との対話——』マルジュ社、一九八二年。

〔18〕 Kleinman, Arthur and Tsung-yi Lin (ed.), *Normal and Abnormal Behavior in Chinese Culture*, D. Reidel Publishing Company, 1981.

〔19〕 メダルト・ボス『東洋の英知と西欧の心理療法』(霜山徳爾、大野美都子訳) みすず書房、一九七二年。

〔20〕 Marmor, Judd, *Psychiatry in Transition*, Brunner/Mazel Publishers, New York, 1974.

〔21〕 Serban, George, *Adjustment of Schizophrenias in the Community*, SP Medical & Scientific Books, New York, 1980.

〔22〕 Warner, Richard, "Recovery from schizophrenia in the third world," *Psychiatry*, vol. 46 (3) 197, August 1983.

〔23〕 World Health Organization, *Report of the International Pilot Study of Schizophrenia*, volume 1, 1973.

〔24〕 World Health Organization, *Schizophrenia—An International Follow-up Study*, John Wiley & Sons, 1979.

〔25〕 林宗義「分裂病の診断基準」『分裂病の精神病理9』東京大学出版会、一九八〇年。

〔26〕 林宗義『分裂病は治るか』弘文堂、一九八二年。

〔27〕 酒井シヅ『日本の医療史』東京書籍、一九八二年。

〔28〕 厚生省『医制八十年史』財団法人印刷局朝陽会、一九五五年。

〔29〕 Astrup, Christian, *The Chronic Schizophrenias*, Universitetsforlaget, Oslo-Bergen-

Tromsø, 1979.

〔30〕 Leonhard, Karl, *The Classification of Endogenous Psychoses*, 5th Edition, ed. Eli Robins, (tr. from the German by Russell Berman) Irvington Publishers, New York, 1979. (Originally published as *Aufteilung der endogenen Psychosen*, Akademie-Verlag, Berlin (東), 1957).

〔31〕 岩村昇『共に生きるために——アジアの医療と平和——』新教出版社、一九八二年。

〔32〕 中川米造編『中川米造メディカル対談・21世紀医療への対話』教育広報社、一九八二年。

〔33〕 Ellenberger, Henri F., *The Discovery of the Unconscious—The History and Evolution of Dynamic Psychiatry*, Basic Books, 1970.(アンリ・エレンベルガー『無意識の発見』上、下(木村敏、中井久夫監訳)弘文堂、一九八〇年)。

〔34〕 Ellenberger, Henri F., *Les mouvements de libération mythique et autres essais sur l' histoire de la psychiatrie*, Les Editions Quinze, Montrêal, Canada, 1978.

〔35〕 Chertok, L. et R. de Saussure, *Naissance du Psychanalyste. de Mesmer à Freud*, Payot, Paris, 1973.

〔36〕 ハンス・フィンダイゼン『霊媒とシャマン』(和田完訳)冬樹社、一九七七年。

〔37〕 岩田慶治『創造人類学入門』(小学館創造選書)小学館、一九八二年。

〔38〕 井上良雄『神の国の証人・ブルームハルト父子』新教出版社、一九八二年。

〔39〕 Froud, Brian and Alan Lee, *Faeries*, Harry N. Abrams, New York, 1978.

〔40〕 Briggs, Katharine, *A Dictionary of Fairies*, Penguin Books, 1976.
〔41〕 岩田慶治『草木虫魚の人類学——アニミズムの世界——』淡交社、一九七三年。
〔42〕 山形孝夫『レバノンの白い山——古代地中海の神々——』未来社、一九七六年。
〔43〕 山形孝夫『治癒神イエスの誕生』(小学館創造選書)小学館、一九八一年。
〔44〕 ウノ・ハルヴァ『シャマニズム——アルタイ系諸民族の世界像——』(田中克彦訳)三省堂、一九七一年。
〔45〕 佐々木宏幹『憑霊とシャーマン——宗教人類学ノート——』東京大学出版会、一九八三年。
〔46〕 ミルチャ・エリアーデ『シャーマニズム——古代的エクスタシー技術——』(堀一郎訳)冬樹社、一九七四年。
〔47〕 カーメン・ブラッカー『あずさ弓——日本におけるシャーマン的行為——』(秋山さと子訳)岩波書店、一九七九年。
〔48〕 Hiruta Genshiro, "Folk Concepts of Mental Illness in Early Modern Japan," *History of Psychiatry-Mental Illness and its Treatments—Proceedings of the Fourth International Symposium on the Comparative History of Medicine, East and West*, ed. Teizo Ogawa, publ. for the Taniguchi Foundation by Saikon Publishing Co.(菜根社), 1982.
〔49〕 Searles, H. F., *Collected Papars on Schizophrenia and Related Subjects*, International Universities Press, New York, 1965.
〔50〕 Searles, H. F., *The Countertransference*, International Universities Press, New York,

1979.
〔51〕土居健郎「分裂病における分裂の意味」藤縄昭編『分裂病の精神病理10』東京大学出版会、一九八一年。
〔52〕E・R・ドッズ『ギリシア人と非理性』(岩田靖夫、水野一訳)みすず書房、一九七二年。
〔53〕宮田親平『科学者たちの自由な楽園――栄光の理化学研究所――』文藝春秋社、一九八三年。
〔54〕Sullivan, H. S., *Personal Psychopathology*, Norton, 1972.
〔55〕Heinz Stanescu, Umbekannte Briefe des Jungen Sigmund Freud an einen Rumänischen Freund, *Neue Literatur, Zeitschrift des Schriftstellerverbandes der RVD*, XVI No. 3, Juni, 1965, pp. 123-129. この書簡集は出版されているはずだが未見。
〔56〕Geertz, C., *Negara: Theater-State in 19th Century Bali*, Princeton Univ. Press, 1980.
〔57〕矢野暢『劇場国家日本――日本はシナリオをつくれるか――』TBS・ブリタニカ、一九八二年。
〔58〕C・ギーアツ『二つのイスラーム社会――モロッコとインドネシア――』(林武訳)岩波新書、岩波書店、一九七三年。
〔59〕クンチャラニングラット編(加藤剛、土屋健治、白石隆訳)『インドネシアの諸民族と文化』発行めこん社、発売文遊社、一九八〇年。(Koentjaraningrat, Manusia dan Kebudayaan di Indonesia, Djambatan, Djakarta, 1971.)

付記

(一) エランベルジェに「エレンベルガー」を付するは、邦訳が原著者の希望により、カッコ内の祖先の読み方を採用しているためである。一家はローデシアの宣教師だった父君からフランス読みに変えた。

(二) 「破断」なる訳をヤップの dyscrasia に宛てたについては、以下の根拠。なお御教示を乞う。ギリシャ原語 ἡ δυσκρᾱσία (hē dyskrāsía). L&S の訳語 bad temperament (of the air). まさに「邪気」か。ヤップが、中国的「気」を意識したか否かはついに不明。プルータルコス『対比列伝』「アレクサンドロス」の項(Alex, 58)に複数で。『古ストア派断章集』(Stoicorum Veterum Fragmenta, ed. H. von Arnim, Leibzig, vol. 3, p. 216, 1903. に δ. σώματος (身体のデュスクラーシア)、フィロ・メカニクスの『投擲機作製学』(Belopoeica—Excerpte aus Philons Mechanik, ed. H. Diels & E. Schramm, Abh. Berl. Akad., p. 1, l. 29, 1919) に τῶν ἐν ἡμῖν δυνάμεων δ.(われらの内なる力のデュスクラーシアの……)、占星術師マネト(Manetho astrogicus, Ed. H. Koechly, with Dorotheus & Anubion; Leibzig, 1858) に (イオニア方言で?) δυσκρᾰσίη (デュスクラシエー) とある。以上、H. G. Liddell & R. Scott, Greek-English Lexicon, New Edition, Oxford, 1940. 比較的急激に起る失調、「邪気」の襲撃を指すために選んだ訳語。地質学に類語あり。

あとがき

1

一九八三―八四年に岩波書店は講座『精神の科学』を世に問うた。私は「講座」というものに偏見を持っていたが、四人の編者では数がよくなかったのであろう、五人目として呼び出されて〝拒絶能力〟（しばしば患者には不足していると、神田橋條治が言う断固ことわる能力）が足りないために、ことわり切れず途中から参加した。奇数になったことがよかったのか、私がトリックスター（私の〝地〟である）になった（あるいは仕立てられた）せいか、とにかく講座は一九八四年に完成して世に出た。

しかし、「夜中の呼び鈴の音で起こされて出た医者はもう家に戻れない」（カフカ『田舎医者』）。編集委員の末席を汚す者として、私も、いくつかの巻に「概説」を書くことを求められた。

一巻も書かぬというのはゆるされなかった。カフカ的な医者の馬車は鈴を鳴らして走りつづけなければならなかった。私は、第八巻『治療と文化』を選んだ。いつも変らぬ私のいびつな知識とひどく低い構成力をそのままに、追いつめられて、私はついに一週間の休暇をとり、私にとって空前(絶後でありたい)のカンヅメを選んだ。

お茶の水の「山の上ホテル」は心得たものであった。マイエウティコス(「産婆」)という自己規定の担当編集者〃モッコスのT氏〃は細やかなめんどうを見て下さった。私は四十五分書いて十五分坐位で眠るという方法をとった。これは一九六三年に私が二晩徹夜実験を行った(そしてみごと失敗した)時にとった方法である。もとを辿れば登山体験に溯る。私はそこの山岳部員というのが恥しいような部員だったが、戦前の内外の初登頂かつ無事故を誇ったさる高校山岳部——事故は一九五三年につまらぬ雪渓で起った——の部員であった。戦前の英国製のザイルをいたわるように使った時代であるが、登山の先達から教わったレッスンはその後の人生に大きく役立っている。

しかし、私は次第次第に奇妙な心理状態の中へ入っていった。そして、「文化精神医学をもっと書き加えて下さい」という助言の下で私のスタミナは尽きかけた。これは一〇〇〇メートルを疾走している人にゴールが遠くに見えて来た時、あと五〇〇メートルを走れというにひとしいものであった。そして目的は二つであった。「オリジナリティのあるもの」と「講座のよき概説」の二つである。この二羽の兎はひどく相へだたるところを逃走中であった。

T編集者はますますやさしくなった。よい読者、まことによい産婆であった。しかし、うむべき子どもはふたごであることを途中で知らされたのである。

私は、ほとんど「糸をくり出すカイコ」のごときものとなった。その中で私は一九八〇年代『週刊朝日』の「デキゴトロジスト」たちの運命に陥っていった。すなわち、話をにぎわわせるために自分を売り、家族を売り、そして友人を売りかけたのである。治っていない患者を売っていないのがせめてものことであったか。

2

しかし、私は書きなやんだ。ほとんど徹夜の幾日かののち、はてしない暗渠を手さぐりで進んでいた私に、岩波書店は河野与一先生の使っていらした書斎を提供してくれた。

ここで、少し余談になるが、河野先生という「未見の師」の書斎について、いわばその〝記号学〟から伝わってくる気品、あるいは気迫の一端をぜひお伝えしておきたい。

それは、すばらしい書斎であった。気品ある静謐がすべてを領していた。室の窓にむかう長い壁面の片方はすべて辞典、事典であった。料理の事典まであった。私はみずからの貧しい辞典事典類の棚を恥じた。すべての辞典は天地が逆になっていた。やってみられるといいが、こうしておくと一挙動で本を手にとることができる。天地を正しくしておくと三挙動を要するのである。翻訳家にとってこの差が生涯どれだけの時間量の節約(あるいは空費)になるか。私はただちにさとった、先生の前で私などとうてい翻訳者の足もとにも寄れない——と。

もう片面にはさまざまの書籍があった。すべて然るべき位置に然るべき本と隣り合って置かれていた。こうでなくてはならないと私はひとりごちた。

私は今は亡き河野先生にはついに御面識を得なかった。しかし、私は中学生の折から先生のお姿について、友人の父君からうかがっていた。三高の同級生、M君の父君である。その父君も秀でた額、中高の顔、みごとな白髪、鶴のごとき痩軀によって河野先生を思わせる人であることに後に気づいた。父君は「河野は別格だった」といい、他の同級生のことは措いて、〃河野〃のことのみを語った。父君は三高を出て医学部に入り中退し、一転して投機の世界に身を投じ、若くして財をなすや、能を演じ、茶三昧に耽って十余年前に世を去られた。「ナカイサンョウ、医者ノ卵ニナッタノウ、医者ニナッテ汚レナイデオルコトハムツカシイゾウ」「チッタァ腕モ上ッタカイ、オレヲ診レルグライニハョウナレヤ」の文末尻上りの声はなお耳底に残っている。

河野先生のかずかずの翻訳にはつとにお世話になっていた。十七歳の春であったか、エミール・ブレイエの『現代哲学入門』(岩波新書)についてはとくにお世話になった。ガストン・バシュラールの名を知ったのはこの本によってである。逸話もいくつか存じ上げていた。クヌート・ハムスンにノルウェイ語で手紙をお書きになって、「日本人が?」と驚倒させたことや、シンキエヴィッチの『クオ・ヴァディス』を岩波文庫のために訳し直されて(戦前の新潮世界文学全集でよく読まれたものの、これは意訳でまあ意味はほぼ通じるというものであった)、ポーランド語のような文章語として歴史の新しいのはごくやさしいよとさらりと仰言ったことも。

3

とにかく、私は、この書斎で洗い清められた。あやしげな部分を私はゆっくりとけずっていった。たとえて言えば、涸沢のガレ谷を下り切り、横尾の出合の、一九五〇年夏までは丸木橋の、落雷死によって一医師がその年にも死亡している危険なのを無事わたり終え、徳沢牧場あとから明神池を経て、上高地の予感に、リュックのカラビナの鳴る音もたのしげにきこえる足早やの歩みの中に、登高を終えてこのような夏は今ひとたびあるだろうかという一抹の残心と疲労をもいとおしむ心のゆとりとが生れている、そんな時と言おうか。多くのページはすでに印刷にまわって回収する間もなかったけれども(校正刷の訂正は印刷所の方々にまことに申しわけない程であったが、それは少し後の話である)。

私を活かして無事に下山させて下さったのは、当時御存命であったがその場にいらっしゃらなかった河野与一先生であった。辞典事典に向い合うほうの壁には一つの額がかかっていた。カラー写真である。上三分の二は垂直の岩壁であった。岩面がその凹凸と陰翳のあらゆるヴァリエーションを、垂直性を逸脱しない限りにおいて、示していた。そしてそれは水平な一線で断ち切られ、その下は深い淵であった。海であるのか湖であるのか。ほとんど漆黒に近い、かぐろい藍にウルトラマリンが混り、そして岩壁が映じて倒立し、その影は、姿のもどかしくもさだかならぬ幻影のすべてのニュアンスを尽していた。

晩年の河野先生が眺めていらしたものがこれであった。岩壁は限りなく上方にむかい、むろん空はみえず、岩壁には空の予感、いな、台地のなだらかさに屈する気配すらなかった。河野先生とはこのような写真を身近かに置きうる人にちがいなかった。それは〝河野先生そのもの〟でさえあった。ヴァレリーの晩年の作『私のファウスト』第二部「孤独者」の幕開け、「星と岩とわずかの氷」の世界に通じる、しかし、さらに凛烈なものであった。しかも、部屋には或るやさしさが漂っていた。それは老辣無双の哲学者にして練達の翻訳家が未見の若僧にさし出して下さった、やさしくつつむ、居心地のよい無関心であった。その時の私をいやすものはこれしかなかった。そして私はそれを得た。

4

私は一九八三年の出版後、いちども『治療と文化』をひらくことはなかった。そのままに六年が過ぎた。大岡昇平先生には担当の編集者を通じて、「小説が百かけますね」とのおことばをいただいた。これは、私が「デキゴトロジー」ふうに売りとばしたものの他に、隠し味となっている、その十倍百倍をお読み取りになってのことであろう。私は恐縮し恐れ入った。

大岡先生の小説にはサリヴァンの拙訳『精神医学の臨床研究』が一度だけ登場する。良書を天秤にかついで訪問販売する青年の話である。先生は、フロイト、ユングも読んだが最後にサリヴァンに到着した、と書き寄こされた。オランダの現象学的精神医学者ファン・デン・ベルグが語り、ルードヴィヒ・ビンスヴァンガーが態度で示したのと同じことである。(木村敏先生所蔵のビンスヴァンガーの写真は、机上みずからのまん前に、サリヴァン著『現代精神医学の概念』の原本を据えたものである。)お手紙によると、大岡先生の『現代精神医学の概念』は朱筆で真赤になっているそうである(いちどぜひみせていただきたいとひそかに念願している)。

5

しかし、わたしは愧じていた。「デキゴトロジー」の対象になった人たちの顔をまともにみられなかった。そして「妖精の病い」のごとき治療をのぞんでこられる方をみるに及んで恥は後悔に変った。そのひとがよき妻となっていらっしゃることは仄聞のまた仄聞であるが、少し前の風の便りにきかないわけではない。しかし、あれはしようと思ってできることではない。それに治療とはそれぞれのために心をこめて、そのひとだけの一品料理をつくろうとすることである。私の著作は――すべて求められて書いたものであることだけはヴァレリー先生と同じであるが――、ほとんどすべて同僚精神科医へのメッセージであり、しばしば特定の一人を念頭に置いて書かれたものである。ではなぜ世に出したのかとお咎めになる方もあろう。私は、このフランス第三共和国の桂冠詩人の同じ問いに対する返事を拝借して「弱さから」(par mes faiblesses)と答えるしかない。

6

この、ようやくにして通り抜けた危機を救ってくれたのが現代ギリシャの詩人であった。オジッセアス・エリティス、コンスタンティヌス・P・カヴァフィス、ヤニス・リツォスの三人である。私の言語意識は、「病」とか「分裂」とか「鬱」とか「自我」とかいうことばばかりを用立てた二十余年をへだてて、もううんざりだ、と反乱を起こした。私はほんとうに久しぶりに「花」「海」「空」といった字を書いた。深海から急速浮上した潜水夫のように、こんどの私は潜函病(潜水夫病)になった。

しかし「治療文化論」は時々引用された。なぜか必ず奈良盆地についての三ページであった。例の四十五分のいずれかの間に一気に書いた部分である。山口昌男氏をはじめ、米山俊直氏から、最近の山形孝夫氏まで。奇妙なことではある。あの一節には私をなかだちとして何かが働いているのであろうか。たとえば、私の祖父――丘浅次郎の生物学によって自らをつくり、老子から魯迅までを愛読し、顕微鏡のぞきと書、彫刻、絵画、写真、釣りに日を送り迎えた好事家、自らと村のためにと財を蕩尽した旧村長の、一族にはエゴイストと不評の祖父。あるいはその娘の母――いくらかの障害を持ち、末期の一カ月を除いて幸せとはいえぬ生涯を送り、百科事典を愛読して六十四歳の生涯を閉じた母の力が……。たしかにこの一節は、彼らのための紙碑でもあり、私が母の郷里に戻った、合わせてもさほど長からぬ幼少年の日々への墓碑銘である。小学生の私は空爆の下でもひとりよく大和へ出かけた。しばしば空襲のために学校は休みだった。母の郷里の村を取り囲んで縦横に滑走路があった。昔ながらの村のままであると米偵察機に思わせるために、一戸もとりこわされず、村民も疎開をゆるされなかった。

米艦載機はほしいままに、この本土決戦に備えて千機を集めたという海軍大和飛行場の上を乱舞した。これらの米空母艦載機搭乗員――大部分が学徒兵であったろう――のために私がささげる最大のオマージュは、私の知る限り一人の村民、一軒の民家をも焼かずして日本海軍機を焼き尽したことである。たわむれに学童を逐う艦載機の銃撃をも身を以て味わった私――しかしただ一機であった――にとって、これは快い驚きであった。

三式戦闘機「飛燕」が展開する陸軍伊丹飛行場を攻撃せんとして、これを囲む高射砲陣地に恐怖して「ノルマ」を果たすべく、住宅地に爆弾を投下し、学童を銃撃した機も少数ながらあった。それも人性であろう。われわれは地形を利用して彼が燃料の欠乏を心配しだすのを待った。なかなか命中しない高射砲を恐れる彼は必ず燃料計にまず眼がいく彼であるはずだったからだ。麦畑に一列の土煙りをあげる掃射を三度くり返す艦載機はなかった。「空中退避」している「飛燕」の大編隊の帰来をも彼らは恐れているかにみえた。十五分と上空にとどまった機はなかった。

しかし、大和飛行場にもどれば、とどろく爆音、近づき飛ざかり、時には鮮やかなドプラー効果(それを学童たちは教わっていた。爆音が急に低くなったら敵機は頭上を過ぎ、ひとたびは助かったことを知れと――)をしめす中で、私は静かに離れ座敷の祖父に対していた。彼はしずかに老子を繰っていた。私はいささか落ち着かずに『ジェーン海軍年鑑一九〇四―五年』のページを眺めていた。日本海海戦直後に編集され、詳細な軍港地図と日本海軍用語集と旅順におけるロシア軍艦サルヴェージ作業についての数十ページにわたる解説を掲げた、まさに日本海軍特集号である。その日本海軍の最後の航空艦隊は、今この家の周りで燃えつつあった。われわれは米搭乗員の技倆に信頼を置いた。プロフェッショナルの彼らはこの村を意図的に襲おうとしないと二人は確信していた。間違えば――それはその時であった。彼らはついに間違わなかった。

7

もし「私」小説にならって「私《わたくし》」精神医学」があるとしたら、この本の半ば、あるいは一側面をそれと名ざされても、私は異議を唱えない。もっとも、「私精神医学」は世に意外に多い。サリヴァンの全著作をまっ先にあげるべきであろう。フロイトはもとより、クレッチュマーはもちろん、ヤスパースさえも――。その仕事の驥尾に付するとしたら光栄この上ないことである。

8

私がこの本を手にしなかったのには現実的理由もある。一九八三年、大学における私の部屋は取りこわされた。狭い借りずまいを二つまわった。最後の一年は狭く窓さえない、パイプがむき出しの、天井から水漏りのする地下室であった。この一九八六年は、私にとって最低の年であった。しかし、私たちが新しい建て物に移ったあと、そこは臨床検査員の居室になるときいて、何も言えなくなった。

この間、私の書籍の大部分は梱包されたままであった。約三分の一を書棚に並べたものの、しばしば重要な片われが箱の中に残った。赴任後六年にして、私は根がほとんど尽き果てようとしていた。フロイトの著作の隣りにはまちがってもユングではなくむろんアードラーでなく必ずアブラハムが来なければ気が狂う私である。引越しに際してファイリング・キャビネットの中こそ無事であるが、本の並び方が顧慮されることは決してない。そして私によれば本は並べ方が九割なのである。

七年目にようやく部屋が与えられた。しかし、一年は大まかな整理に暮れた。二年目はいつの間にか紛失している本の捜索に費やされた。その大部分は今日も還らないままである。私は記憶する限りをノートにした。家庭教師代の二ヵ月分を投じてのち一年待って入手した本も一冊二冊ではなかった。

第三年目、私は二人の弁護のために前半を費やした。一人はケースワーカー殺人事件の被告であり、弁護団の一人に依頼されて、私ならこう書くという「最終弁論要旨私稿」(最終稿六〇枚)は一九八九年二月二十四日に完成し、また四月三日に「昭和を送る――ひととしての昭和天皇」は校了となった。私は、ともに、多くの人たちによってその立場上極悪非道ときめつけられ、その人柄を知る者にはイノセントと驚かれているこの二人の弁護に、この年の前半を費やしたことになる。気づいたのは、ずっと後になってのことであるが、その時、私は自分のために、――自分の自分に対する弁明のために、この二つはどうしても書かねばならぬことであったのをさとった。そのうち、思いもかけぬ文学賞が私を撃ち、「弱さ」ゆえに受けた私はひととき衰弱した。私が「ほめ殺され」なかったのは幸運であった。

一九八九年秋、私は岩波書店から『同時代ライブラリー』の企画をきいた。私は一九八九年八月レインの死に接して『朝日ジャーナル』に追悼文を書いていた。これを『レイン＝わが半生』の解説にしたいし、また、『治療と文化』の概説「文化精神医学と治療文化論」を同時代ライブラリーに収めたいとのお申し出であった。私はまたしても「弱さ」ゆえに受け、追悼文ではレインの「解説」にならぬので、これを書き直し、さらに書き加えを行った。そして、ようやく八年目に治療文化論のページをひらいたのであった。

本が梱包されていた数年間、私は本格的な注を必要とする著作が書けなかった。それは私を治療に精進させる契機にはなった。一九八七年から私は講演を原則として断わりはじめた。私は精神的にサナギの状態に入っていた。

本稿の校正を終える段階でも私の図書の約二割が整理されたにすぎない。本書の注が不十分であること、しかし完全な注は紙幅の上からも不可能であることをお断わりし、また好みによって、あるいは翻訳の質への私の偏見によって引用しなかった文献もあることを付記しておきたい。

私は決して教科書あるいは概説、総説、解説の書けない人間であることを自覚している。(看護教科書という例外があるが、これは意気に感じての例外であると同時に、医学生のための教科書とちがい目下のところ「国家試験のガイドライン」がないからである。逆に言えば、医学生のための教科書は国試委員会の公式に発表しているガイドラインを無視できない。家永裁判のようなことは決して起こらないであろうが、教科書を書く意欲を殺ぐものであることはまちがいない。）したがって、これは決して教科書ではない。読者はどうかそういう誤解はなさらず、むしろ独断と偏見の書であるに近いことを海のごとき心を以ておゆるし下さらんことを。

最後になったが、講座の本章に当る部分を担当された大塚信一、高村幸治、卜部三郎、本書に成るに際して私のわがままな加筆訂正に最後までつき合って下さった坂下裕明、十時由紀子の各編集者に感謝したいと思います。つねに書物は、編集者との合作あるいはたたかいの中で生れるもので、とくにこの本は私ひとりの孤独の中では日の目を見なかったと思います。

一九九〇年五月一五日

神戸にて　中井久夫

付記

これを書き終って、カナダのすぐれた文化精神医学者マーフィの死を土居健郎先生から教えられた。前立腺癌であったという。マーフィの『比較精神医学』は、文化依存症候群とは、実は文化変容の一過程において発生する、その意味ではほとんど普遍症候群であることを、旧オランダ領東インドすなわち現インドネシアの文書にあたって明らかにしたものである。わが「イム」も、またアイヌ民族に特有なものでは全然ない。そのことは高畑直彦先生の『いむ』——残念ながら非売品である——に照らしても明らかである。とくに蛇恐怖とむすびついて生じるこのパニック障害は、メキシコの「ススト」、インドネシアの「ラタハ」と同じものの変種であるが、アイヌ民族に限らず、シャモ(ヤマト人)あるいは朝鮮民族にも発生していることが明らかにされたのである。

また、アフリカ人の手に成る精神医学書も出はじめた。私がこれらを十分に利用すれば、本書は様相を一変したかもしれないし、永遠に出版されなかったかも知れない。

一九八七年秋から二年間、神戸大学の精神科に留学した広州中医学院講師の徐志偉君は、その中医学と中医学研鑽の途上で必然的に身についた古典的教養とをたずさえて、ほとんど中国文化そのものの一身具現者としてわれわれの前に現われた。主に彼との交友を通して得た、私なりの中に体験を記せば別に一書となるであろう。少なくとも、本書にもり込めるものではなさそうである。

さらに、一九九〇年六月二十日に大貫恵美子先生を私室にお迎えし、刺激的な三時間を過した。ほとんど『日本人の病気観』(岩波書店、一九八五年)のみの不勉強な私の不明を恥じるのみである。先生とロシア系イタリア人歴史家カルロ・ギンツブルグは、その思考がもっとも身近かに感じられる二人であることをぜひ述べておきたい。

一九八三年の著作は、こうして多少の訂正加筆は行ったものの——ある程度はこのシリーズに共通のことではあるが——、当時の形式と内容をとどめて出版される。中には、こんなことを自分は考えていたのかという、奇妙な感覚を与える箇所もいささかはあるが、読者にはいかがであろうか。

一九九〇年六月三日

岩波現代文庫版に寄せて

一九八三年に始めて世に出た『治療文化論』が一九九〇年の「同時代ライブラリー」版を経て、二〇〇一年に「岩波現代文庫」の一冊となって、三たび刊行されることになった。世紀を越えて、本書が生きのびるなど、予想もしなかったことである。

『治療文化論』は、ある意味では己の能力を越えた仕事であった。私にとっては、精神科医になった時から何を病いとし、何を治療とするかという、後に治療文化の定義となったものがいつも頭の中に鳴り響いていた。いろいろなものは、それから派生し枝分かれしたものである。

一九九三年秋に神戸で第一回の「多文化間精神医学会」が開かれたのは、私が音頭をとったわけでは全然なくて、一世代以上若い人たちの肝煎りであったけれども、私の小さな本が触媒になっていたかもしれない。求められて私は「治療文化論再考」を語った(『家族の深淵』みすず書房、一九九五年所収)。それは、私の活動的人生のほとんどを占めた冷戦の終了の衝撃の中にあった時期である。私は、治療文化論の地理学への親近性について語り、診療から見た各地の治療文化の差異に軽く触れ、患者あるいは非患者の外国人との体験を述べた。ここで、重症の患者には、人間を越えて被造物的な地平に至る普遍症候群的視点が重要であるとして往診先におけるペットとの交感を例とし、逆に、社会復帰段階におけるケースワークにおいては「個人症候群」が前面に出ること、さらに嗜癖、アルコール症、人格障害は普遍症候群であるよりも先に文化依存あるいは個人症候群であるのではないかという憶説を記した。また、治療者の眼差しによっても異なり、精神分析において、診断すなわち普遍症候群の重要性がしばしば二次的なのは、深い治療関係においては個人症候群的視点が前面に出るからで、さらに、転移・逆転移関係に至っては普遍症候群としての診断名はどうでもよいものになってしまうことを主張した。ついでに、米国の家族精神医学が移民の家族として、地理的移動による自己救済に訴えた人たちとその子孫の精神医学としての限界があることを、一か所に根を生やして頑張る「歴史的自己救済」に立つ日本の旧家の患者を診ていると痛感すると述べ、最後に冷戦の終了が人生に与えるであろう影響を予測した。

一九九四年の私は、私なりの治療文化的答案として、神戸大学の精神科病棟の設計に没頭した。一九九五年には阪神・淡路大震災がやってきて、私は震央の大学精神科の責任者になってしまった。私は、大学教授が、他の公務員の誰にも増して行動の自由を持っていることを突然発見した。費用と食料を私か相手が自弁するならば、どこのいかなる精神科医をも、災害精神医学の共同研究の名のもとに招請できるのである。私は多くの精神科医が災害直後の活動を体験することは、将来の災害に備える無形の資産となると考えた。新しい病棟は職員部分に全員を収容してなお余りがあった。よく建てておいたと私たちは言い合った。また日本の精神医学的治療文化において、系列の異なる精神科医たちが肩を並べて同一の仕事を行うことは初めての体験であった。この効果は今後、じわじわと効いてくるかもしれない。すでに、学会での交流だけでなく、インターネット、eメイルなどを経由しての交流が地下水のように動き始めているようである。これは、医局講座制から自由なネットワークという点で全く新しい動きである。

震災直後、私はハーヴァード大学人類学部の医療人類学大学院生ジョシュア・ブレスラウ君の希望を入れて、神戸大学、神戸地域、さらにその他の日本の地域のフィールド・ワークを援助し、中途半端な公開は百害あって一利なしと考えて、私の知る精神科医の協力を得て、この地域の精神医療を放胆に徹底的に公開した。これは、来日前、日本の秘密主義を予期していた彼には全く意外だったそうである。さらに他地域の調査も行って、彼は大量の資料を持って帰国した。学位論文となったのは研修医教育のみであったが、彼が私たちの「治療文化」をどう捉えたかは、資料にもとづく今後の研究を楽しみにしている。

他方、彼を伴って、米国の災害対策、災害精神医学の調査を行った。彼は日本の視察団員の一員となって、アメリカ市民としてはアクセスできない施設を実見し人物に会うことができ、私たちは、彼によって、公式的でない、関係者の率直な感想や治療施設を知ることができた(未刊)。開拓時代の形を今なお濃く残す米国の地方自治の実態にも触れた。

その後、私には「こころのケアセンター」を組織するお鉢がまわってきた。災害後の精神医療に公的資金が投入されたのはわが国では最初である。私たちは、きわめて簡単で即決的な決定システムを造ることができ、また、今後起こりうる事態のほとんどすべてを発足後一カ月で予想しえた。予想だけで実行できなかったことも多かったが、しかし、九割が女性より成る組織が非常事態に対処するハードな任務を遂行しえたのも、わが国では最初のことであって、ここに記録しておいてもよいだろう。しかも、基本的には「アウトリーチ」(こちらから出掛けてゆく)の方針を貫いた点でも、最初であった。弱者である病者が治療の場に赴くのを当然とする近代医学に対する、これは一つのアンチテーゼとなった。「こころのケア・センター」の五年間のうちに、そのような経験をした、主に臨床心理士の百数十名が育った。彼ら彼女らは現在、各地で教育や実践を、一例を挙げれば首都圏でのエイズカウンセラーとして活動している。そして、センターが閉幕する二〇〇〇年から二〇〇一年にかけてという不況の時期に、最後に残った五五名の九割以上が専門職に就職しえた。この人たちは、わが国にとって、新しいタイプの人材であり、潜在的資産であるのではなかろうか。

私は、第一線の精神科医としての最後の時期に、わが国の治療文化における新しい可能性に挑戦する一翼を担う機会に次々に恵まれたということができるかもしれない。私にとって意外な刺激的で幸福な時期であった。この経験を経て、私は、『治療文化論』を振り返る時、この著作が一種の予告編であったかのように、今、映るのである。

神戸大学精神科の退職後、私は、師の一人であるアンリ・H・エランベルジェの著作集を編むという仕事を自分に課した。エランベルジェの大著『無意識の発見』が仏訳も独訳もすぐ絶版になり、一九九三年の死後、主要蔵書が寄贈されてパリのサンタンヌ病院の中にエランベルジェ文庫が創設され、歴史家、医学史家の手にわたって「再発見」され、米国でもペーパーバック版を「辞書代わりの用途」に使われるという事態の中で、わが国のみ版を重ねて読み継がれてきた。このことは、この時代が、精神医学史、文化精神医学が棚上げされ、マニュアル尊重、規格化全盛の中で臨床精神医学が衰微していった時代(米国で精神科医志願者が数分の一になり、優秀な学生の志願が激減したのが何よりの証拠である)だけに、いっそう誇りとしてよいであろうし、木村敏とともに編著者の一人として私もひそかにうれしく思っている。著者に会って直接疑問点をただし、ロシア文献を夫人とともにキリール文字に直した点で邦訳はユニークである。ただ、一九九〇年代に出たルゥディネスコ肝煎りの新訂仏訳は、著者にアンケートして得た記録による解説とその後の文献の追加によって、新しい貢献になっている。

彼女と、米国の歴史家ミケールとによる一巻選集は、その選定にそれぞれ特色があり、解説も優れているが、私は、エランベルジェの入手可能な全医学史論文(ジャネ文献目録を除く)、童話一編、および犯罪精神医学論文二編から成る著作集を主としてフランス語から訳出して三巻とし、みすず書房から刊行することができた。翻訳の日々は、次が待ち遠しいぐらいであり、著者の文体と私の日本語の相性がよく、その結果、訳文も私の訳業の中ではサリヴァン伝と並んでいちばんよいほうであろうか。著者から直接あるいは文通によって得たデータをもとに、エランベルジェ伝を添えることもできた。文化精神医学についての長期にわたるが全体としてささやかな仕事の最後に、この(世界で目下もっとも網羅的な)彼の著作集を、次の世代に遺すことができたのは私の幸運であった。たまたま、多重人格性障害が外傷性精神障害の文脈の中で一九九〇年代に脚光を浴び、『無意識の発見』の多重人格の項とジャネの章が米国を中心に注目されるようになった時期であった。

二〇〇一年四月

中井久夫

解説

江口重幸

本書『治療文化論』が、「岩波講座　精神の科学」第八巻に、「概説——文化精神医学と治療文化論」という原題の、異様な長さの一章として姿を現わしたのは一九八三年のことである。

精神医学の領域では、七〇年代中盤から大きな地殻変動が起こっていて、それに対し、文化精神医学や医療人類学の方法や視点を取入れることで対処しようとしていた当時の私にとって、中井の本書はあらゆる意味で刺激的な、忘れることのできない一冊になった。

七〇年代に、サリヴァンの分裂病論をベースに、その描画＝治療論をもって登場した中井は、精神科臨床をすっかり塗り替える作業を着々と進めつつあった。そして八〇年を境に、さらに広い、歴史的、社会的、文化的な視点を前面に据える一連の著作へと移行していく。それはちょうど、中井が、名古屋から神戸に移る頃と軌を一にしているが、その後の短い期間に、膨大にして緻密な仕事の数々を産み出していったのである。

一九八〇年、それ以前の翻訳の共同作業をまとめた、エレンベルガー著『無意識の発見』の（木村敏との）監訳がその端緒になるであろう。その二年後の八二年には、『分裂病と人類』が刊行され（これには『西欧精神医学背景史』として今日一冊の書物となる一章が含まれている）、同年にはまた、今日でも精神科における初学者の最良の臨床ガイダンスとして読み継がれている『精神科治療の覚書』が上梓されている。そして八三年、本書『治療文化論』が誕生する。この年にはさらに、サリヴァン『精神医学の臨床研究』の翻訳が加わり、八五年と八八年にはペリーの名著『サリヴァンの生涯』二巻が、さらにその間の八六年にはサリヴァンの『精神医学的面接』が、いずれも中井を中心とする翻訳陣によって刊行されるというように、おびただしい著書や翻訳に結実するのである。

これと同時に、八四年には看護学の共著（これも目立たぬながら記念碑的な著作であり、最近になって増補改訂版の『看護のための精神医学』として復刊された）を世に問い、八四年と翌八五年には、七〇年代の主要論文のほぼすべてを網羅した中井久夫著作集（第I期）三巻が、連続して刊行されている。のちにこれに八〇年代以降の論文が加わって、著作集（第II期）三巻と共著論文集一巻として一挙に刊行され（九一年）、全六巻、別巻二巻の大部のものにふくれあがっている。

中井のこれら一連の論考は、多くは臨床家に向けて書かれたものであり、躍動的な文体と、謎解きのような図式化とあいまって、たちまち多くの読者のうちに深く浸透していった。しかし、中井の著作を読みこなすことは、けっして容易なことではない。それらはあらゆる意味で教科書風の記述からは遠くへだたっていて、細部はそれぞれに多声的な発想に溢れる小路を形成し、どこにつながっていくのかわからない迷宮を形作っているからである。そしてその凝縮された文章の行間からは、従来の思考法とはまったく異なる、意表をつく枠組みが顔をのぞかせているといった次第なのである。こうした事実によって、読者は、それまでの思考の枠組みを揺さぶられ、大幅な、時には根底からの改編を、おそらく意識することなく強いられたのではあるまいか。しかも、そこから導き出される臨床的視点の多くは、今日「常識」となって流布している。つまり、知らぬ間に読者に吸収され、骨肉化し、そのどこまでが中井の切出したもので、どこまでがそうでないのかわからないくらい深い影響を及ぼしたのである。中井は自らの臨床理論のゴールを、それが常識となりいわでものこととして忘れ去られることだと述べているが（『最終講義』あとがき）、それは十分すぎるほど果たされている。

中井のこのように膨大な著作群のなかでも、『治療文化論』はすべての発想が流れ込んだ合流点であり、これほど多様な読み方をされる書物もないだろう。本書から霊感以上のものを与えられたと語る読者は少なくないが、その内容や印象をたずねると千差万別な回答が返ってくる。たとえば、何と言っても、奈良盆地の宇宙論的地誌学から論じた中山ミキ論を挙げる者が多いが、精神科医＝傭兵＝売春婦論を第一に想起する者もいる。文化精神医学者の七つのタイプ分類に言及する者もいれば、岡村昭彦が薦めた患者の足を洗う接近をイエスの癒しになぞらえ、治療論の核心としてくり返し言及する者もいる、また、(欧米とではない)インドネシアと日本の、治療文化の比較の卓抜さを強く記憶に留める者もいるのである。私なら、さしずめ、ピュイゼギュール侯と作男ラースの人工的夢中遊行的磁気術の非分利的治療過程に、熟知者間の階級的治療関係を読み取ろうとする批判的視線と、のちに述べるが、浄土真宗の影響の少ない山間部での憑依の多さという歴史的＝民俗学的指摘を思い起こす。

だが、文化精神医学的に見てもっとも重要なものは、やはり「個人症候群」の記述であろう。それまでの文化精神医学が中心に据えたのは、普遍症候群—文化依存症候群という対立図式であり、それは普遍と個別、西欧と非西欧、正統と土着といった二項対立に結びついていた。しかし本書では、文化依存症候群について、わずか数ページ記されているにすぎない。しかもそれは、細菌学との類比を用いて、「理性によって啓蒙された」西欧世界には存在しない「精神医学の風土病」とみなされてきたものとして、あくまで西欧的まなざしの問題を映し出すものとして位置づけられている。ローカルで個別的な「他者」へ向かった関心が、たえず普遍的な信念の補強に結びついてしまう逆説的過程が、ここでは批判的に見直されているのである。中井はこのアポリアを回避するために、個人症候群という見慣れない概念を導入する。そしてこれに、本書全体の四分の一を割いて詳述しているのである。

通常は言語化されず、精神医学的記述ではあらかじめ排除されている過程。つまり、参与観察者の自伝的軌跡が複雑に重なり、記述者自身が何回かその場面に登場するような相互行為の記述に踏み込むことで、同時代の多くの民族誌家《エスノグラファー》が超えようとした「再現＝表象(representation)の危機[1]」(Marcus and Fischer)がここでは正面から扱われている。本書の「個人症候群」の記述は、文化精神医学自身の時代的変化と対応し、事例や出来事の真に民族誌的な視点とはどういうものなのかを探り、実験的に示そうとした貴重な試みなのである。これによって文化精神医学も大きく書きかえられることになった。

つまり、普遍―文化依存―個人症候群の三者によって成立する文化精神医学を構想することで、疾患や障害は「脱構築」され、生物学的実体を核に、明確な輪郭をもつ疾患単位が形成されるものとしてではなく、アスペクトによって多様な相貌を表わしうるものとされる。ここから導かれる視点は、うまく展開している治療過程においては、文化的要素は十分に作動し、機能しているということなのだ。こうした視点は、日常臨床で生きた個人を前にして何らかの精神医学的関与をすること自体のなかに、文化精神医学を見るように読者を誘う。文化精神医学とは、異国のローカルで異界的《エキゾティック》な事象を扱うものではない。日々の臨床場面で行われる、すべての治療過程の基盤に据えられるものなのだという強いメッセージがここでは示されている。

個別的でローカルなものの徹底から普遍を見ようとしたり、あるいは「家族類似性」から従来の診断概念を組み替えようとする中井の試みは、七〇年代以降の文化精神医学や医療人類学が直面していたパラダイム変換に直結したものである。それは、簡単に言うならば、「疾患カテゴリーから文化的コンテクストへ」(Littlewood)[2]ということになるであろう。つまり、「経験に遠い」分類的な記述から、ローカルな事例や出来事の「経験に近い」細部に満ちた文脈への、視点の転換ということであった。参与観察者の精神医学的視点が、ローカルなものをとらえる際にもたらす自文化中心的なバイアスが、「カテゴリー錯誤」[3](Kleinman)として自覚されていった。語らない「他者」になりかわって、観察者＝記述者が文化という言語を使って万能にそれを物語ることができた場所で、今日、文化を語ることはもはや不可能になっている。従来の現象学的精神病理学やそれをもとにした既成の文化精神医学が、もはやこうした課題に応えられないことが明らかになりつつあった。八〇年代はじめの文化精神医学はそうした隘路にさしかかっていたのである。

当時、私がこうした事実に突き当たったのは、ある山村出身の二人の狐憑きの事例をどのように理解するのかという、具体的な臨床的問題を通してであった(4)。憑依事例をとりまく、部厚い社会的、歴史的文脈をたどっていくにつれて、彼らが生れ育った山村の人びとの心性や戦後の村社会の激しい変貌など、塊状をなす複雑な文脈が私には見えてくるようになった。そこでのフィールドワークから得られたものと、それらを精神医学の用語で記述したものとのギャップに当惑したのである。事例の「憑依症状」と見えたものは、当地の口承や説話などの神話的系譜、さらには中世から続く狂言を含む身体技法的伝統、そして戦後交通路が開かれるにつれて生起してゆく伝統産業と新規職業者の間の葛藤、そこで発生する集団憑依や、それが核となってその村に発展する新たな宗教教団の誕生という、大きな物語の一部であることが判明していった。事例の文化的側面は、生物医学的病理の、病像形成的な修飾物にすぎないという従来の文化精神医学の視点では、こうした事例の理解にまったく届かないように私には思われたのである。中井が本書で記している憑依者の尊厳性《ディグニティ》とは、こうした厚い文脈も含めて対象や相互関係を見ようとする際に、はじめて感じとることのできるものであろう。

こうした経緯から、当時の私は、従来の精神医学の方法に距離をおき、それとは異なったロジックを有する医療人類学的方法論を身につけようとしていた。初期の医療人類学の著作は、従来の文化精神医学の抱えた自文化中心的バイアスを、いわば「外側から」批判的に検討しながら、医療の複雑な仕組みを探究するもので、自己省察的視点や思考をもたらす有力なものに見えたのである。当時の私には、文化精神医学が陥っていた隘路が、精神医学の内部から切開かれていくことを想像することができなかった。精神医学的視点や記述は、それを使用する者を骨の髄まで変えてしまう独特な拘束力をもつように思われたからである。ところが、こうした袋小路と思われた部分が、精神医学の文脈の「内側から」記すように見える本書によってあっさりと乗り超えられてしまったのである。

それは本書において、分裂病をめぐる視点とのアナロジーで述べられた以下のくだりに簡潔に語られている。つまり、「オレハナラナイゾ」「オレトハチガウゾ」の精神医学(文化精神医学はとくにそうであったと中井は記している)と、「自分もひょっとしたらなるかもしれない」「自分がならなかったのは僥倖であろう」「人類は皆五十歩百歩だ」(サリヴァン)の精神医学との、「パラダイム間の闘争」(本書二三ページ)がある、という部分である。

さらに中井は、初期の医療人類学が苦心して切出そうとした複雑な多元的医療システムや、そこにおける多様な患者や家族や治療者の示す行動を、やわらかな「治療文化」という言葉をつかって包むことで、臨床的に使用可能な概念としている。

そして、本書に断片的に散りばめられた視点のかずかずが、具体的な場面での重要な発想の糸口を提示しているのである。読者は、"how"ではなく、"why"を問うことに結びつく細部の記述に、絶えず刺激されることになる。たとえば私は、一向宗時代に浄土真宗の席捲した地方では、民謡・民話を欠き、御岳信仰の盛んな地帯と対比して、憑依や非定型病像が少ないという指摘、あるいはその地帯で、伝統的な職業から離れて、新種の仕事についた人びとが励起され、新たな宗教の中心メンバーを構成するという指摘を拠り所にしてはじめて、先の山村の調査時に、大幅に思考の枠組みを押し進めることが可能になったのである。

こうして中井の『治療文化論』を読み進むと、その独特な語りの機能に気づくようになる。哲学者のミシェル・ド・セルトー(5)は、物語るという行為のもつ特性を以下のように記している。物語ることは、境界を一旦設定して権威づけ、それによって生じた外部へと架橋するという、二分節性の行為だというのである。「地図が分割するところを、物語は横切っていく」という巧みな表現は、こうした機能を端的に示したものだ。『治療文化論』

は、まさにそうした語りが縦横に機能したものである。

文化精神医学のオーソドックスな書き出しではじまる本書を読み進み、精神医学や文化精神医学を横断する広範な領域へとつながる複雑なパサージュに入り込み、魔術的な輝きをはなつ発想に溢れる小路を抜ける時、当初私たちの周辺に動かしがたいものに見えていた、従来の（文化）精神医学的視点をかたく枠付けていた境界は大きく変貌を遂げ、そこを無理なく越境することが可能になる。その先になお広がる未踏の領域は、本書によって足腰をきたえた、読者である私たちのものを見る力にゆだねられているのである。

（1） Marcus, G. and Fischer, M., *Anthropology as Cultural Critique: An Experimental Moment in the Human Sciences*. The University of Chicago Press (1986). 永渕康之訳『文化批判としての人類学――人間科学における実験的試み』紀伊國屋書店、東京、一九八九年

（2） Littlewood, R., From Categories to Contexts: A Decade of the 'New Cross-Cultural Psychiatry.' in *British Journal of Psychiatry*, 156: 308-327 (1990).

（3） Kleinman, A., Depression, Somatization and the New Cross-Cultural Psychiatry, in *Social Science and Medicine*, 11: 3-10 (1977).

（4） 江口重幸「滋賀県湖東一山村における狐憑きの生成と変容――憑依表現の社会宗教的、臨床的文脈」国立民族学博物館研究報告 12(4): 1113-1179 (1987)

（5）　de Certeau, M., *L'Invention du quotidien, 1. Arts de faire.* Union Générale d'Editions. (1980). 山田登世子訳『日常的実践のポイエティーク』国文社、東京、一九八七年

（精神科医・東京武蔵野病院）

初出――『岩波講座　精神の科学』第8巻所収「概説――文化精神医学と治療文化論」(一九八三年十二月)。底本には同時代ライブラリー版(一九九〇年、岩波書店)を使用した。

治療文化論

2001年5月16日　第1刷発行

著　者　中井久夫《なかいひさお》

発行者　大塚信一

発行所　株式会社 岩波書店
〒101-8002 東京都千代田区一ツ橋 2-5-5

電　話　案内 03-5210-4000　営業部 03-5210-4111
現代文庫編集部 03-5210-4136
http://www.iwanami.co.jp/

印刷・精興社　製本・中永製本

ISBN 4-00-600052-9　　Printed in Japan

岩波現代文庫の発足に際して

新しい世紀が目前に迫っている。しかし二〇世紀は、戦争、貧困、差別と抑圧、民族間の憎悪等に対して本質的な解決策を見いだすことができなかったばかりか、文明の名による自然破壊は人類の存続を脅かすまでに拡大した。一方、第二次大戦後より半世紀余の間、ひたすら追い求めてきた物質的豊かさが必ずしも真の幸福に直結せず、むしろ社会のありかたを歪め、人間精神の荒廃をもたらすという逆説を、われわれは人類史上はじめて痛切に体験した。

それゆえ先人たちが第二次世界大戦後の諸問題といかに取り組み、思考し、解決を模索したかの軌跡を読みとくことは、今日の緊急の課題であるにとどまらず、将来にわたって必須の知的営為となるはずである。幸いわれわれの前には、この時代の様ざまな葛藤から生まれた、人文、社会、自然諸科学をはじめ、文学作品、ヒューマン・ドキュメントにいたる広範な分野のすぐれた成果の蓄積が存在する。

岩波現代文庫は、これらの学問的、文芸的な達成を、日本人の思索に切実な影響を与えた諸外国の著作とともに、厳選して収録し、次代に手渡していこうという目的をもって発刊される。いまや、次々に生起する大小の悲喜劇に対してわれわれは傍観者であることは許されない。一人ひとりが生活と思想を再構築すべき時である。

岩波現代文庫は、戦後日本人の知的自叙伝ともいうべき書物群であり、現状に甘んずることなく困難な事態に正対して、持続的に思考し、未来を拓こうとする同時代人の糧となるであろう。

(二〇〇〇年一月)

G26
日本古代内乱史論
北山茂夫

内乱は歴史の発展と創造の契機である。壬申の乱から藤原種継暗殺に至る古代内乱を通して天皇制支配の実態に迫る雄渾な歴史叙述。〈解説〉直木孝次郎

本体1100円

G27
マルティン・ハイデガー
G・スタイナー
生松敬三訳

カント以後最大の哲学者か、言葉の神秘主義者か。その特有の語法の秘密に迫り、思想の現代的意義を考察。ハイデガー入門の決定版。〈解説〉木田　元

本体1100円

G28
毛沢東初期詞文集 中国はどこへ行くのか
竹内実編訳

軍閥混戦の時代、青年毛沢東は中国の行末に様々な思索をめぐらし、政治的・社会的実践を積み重ねた。新資料に基づく翻訳と評論。

本体1200円

G29
天皇と古代王権
井上光貞
吉村武彦編

戦後古代史学を主導した著者が、東アジアという視野で天皇の起源を論じ、皇太子・女帝など王権のあらわれ方に古代の世界観を探る。

本体1100円

G30
アメリカ外交50年
G・F・ケナン
近藤・飯田・有賀訳

ソ連「封じ込め政策」などアメリカの戦後世界政策を構想した外交官ケナンが、アメリカ外交のあるべき方向を提言した外交論の古典。〈解説〉船橋洋一

本体1100円

岩波現代文庫［学術］

G31
ベンヤミン「歴史哲学テーゼ」精読
今村仁司

ベンヤミンの絶筆「歴史哲学テーゼ」は、歴史の連続性を基本とする進歩史観や勝者の歴史観に対峙する。その歴史哲学を解読する。

本体900円

G32
明治維新
遠山茂樹

明治維新は現代の日本をつくった。天保改革から西南戦争に至る激動の政治過程を体系的に叙述した本書は戦後歴史学の古典である。〈解説〉永井秀夫

本体1200円

G33
古墳の語る古代史
白石太一郎

古墳はなぜ造られ、どのような変遷を経て消えていったのか。物言わぬ古墳と出土物をつぶさに見るとき、歴史の雄大な語りが聞こえる。

本体1000円

G34
萬葉集抜書
佐竹昭広

言語学・意味論・心理学等の成果を摂取しつつ、萬葉語の特質を考察することによって、萬葉人のことばと思考の結びつきを解明する。〈解説〉大谷雅夫

本体1200円

G35
チョムスキー
田中克彦

チョムスキーの言語学と彼のラディカルな政治批判の関連を論じ、思想としての言語理論の問題を根底から問い論争を呼ぶ問題の書。〈解説〉西垣　通

本体1000円

岩波現代文庫[学術]

G36
和辻哲郎
―異文化共生の形―
坂部 恵

幼時の夢幻劇体験が見出した民衆文化の古層への回路。この資質が西洋の学問と触れ合い、独自の思索を紡いだ。原点にふれる和辻像。〈解説〉土屋恵一郎

本体1000円

G37・38
西田幾多郎 I・II
中村雄二郎

西田の難解な用語を一般的な言葉で捉え直し、多面的に読み解いた本格的な西田論。著者の哲学探究の結節点を成す西田研究の集大成。

本体I1000・II1100円

G39
物象化論の構図
廣松 渉

マルクス物象化論の現代的継承の方向性・可能性を大胆に指し示す思想の冒険。独創的な物象化論の全体像を提示する廣松哲学の精華。〈解説〉熊野純彦

本体1300円

G40
カントの時間論
中島義道

カントの時間論が結実した書『純粋理性批判』を徹底的に読み解き、時間・自我・外的世界の関係を根底から揺さぶった衝撃の著作。

本体1000円

G41
欧州経済史
大塚久雄

欧州経済史を問題史的観点から構成したユニークな概説書。資本主義の発達、産業資本の形成、封建制から資本主義への移行を叙述。〈解説〉隅谷三喜男

本体1000円

岩波現代文庫[学術]

G42
丸山真男『日本の思想』精読
宮村治雄

「「である」ことと「する」こと」で著名なこの名著を精緻に読み解くとき、「戦後民主主義の旗手」などという丸山像は消し飛ぶだろう。

本体1100円

G43
現代語訳 清沢満之語録
今村仁司編訳

明治期日本の天才宗教哲学者清沢満之《きよざわまんし》。西洋哲学を媒介させて宗教に到達しようとした稀有な思想を平易な現代語訳で甦らせる。

本体1400円

G44
歴史のなかの中国文化大革命
加々美光行

文化大革命の歴史的教訓は何か。現代中国の矛盾を文革が提起した諸課題と関連させてとらえ、新世紀の中国社会主義の行方を論ずる。

本体1200円

G45
生きられた家—経験と象徴—
多木浩二

居住した人間の経験が織り込まれている生きられた家をテキストとして、人間存在の複雑さを読み取る現象学・記号論の貴重な成果。〈解説〉大室幹雄
本体1000円

G46
中国喫茶文化史
布目潮渢

喫茶の起源と普及、茶の種類、製茶法や茶器、茶の飲み方の変遷を辿り、『茶経』を著わした陸羽の「倹」の精神に茶道の原点をさぐる。

本体1200円

G47
宗教と非宗教の間
西谷啓治
上田閑照編

現代における行・遊び・閑の意義、芭蕉の「捨身」、漱石の「自然」論など、「ニヒリズムの超克」を求めた哲学者の生涯の思索を探る。

本体1200円

G48
物理法則はいかにして発見されたか
ファインマン
江沢洋訳

語りの名手ファインマンさんが、物理法則の性格とその発見を導いた発想の数々をわかりやすく解説。物理の世界に万人を誘う楽しい入門書。

本体1100円

G49
街並みの美学
芦原義信

世界各地の街並みを比較し、建築や空間を理論的に考察する。美しい街並みをつくる創造的手法を具体的に提案した、街づくりの基本文献。

本体1100円

G50
戦時期日本の精神史
―一九三一―一九四五年―
鶴見俊輔

ファシズム下の転向の軌跡を通して、日本の精神史を貫く文化の鎖国性を衝き、知識と思想のあり方に反省を迫る現代日本思想史前篇。〈解説〉加藤典洋

本体1100円

G51
戦後日本の大衆文化史
―一九四五―一九八〇年―
鶴見俊輔

戦後日本の文化状況を、漫画、流行歌などに映し出される、庶民の生活様式や意識の基層にまでたちかえり把握した日本思想史完結篇。〈解説〉鷲田清一

本体1100円

岩波現代文庫[学術]

G52

治療文化論
—精神医学的再構築の試み—

中井久夫

何を病気とし、誰を治療者とし、何をもって治療なのか。治療文化から精神医療を考察し、人間理解への新たな視点を開く画期的論考。〈解説〉江口重幸

本体900円

G53

続・街並みの美学

芦原義信

水辺・緑化の美学、都市の色への配慮などによる都市環境の創造を提言。世界の景観を比較する街歩きが、景観への視角を提供する。

本体1100円